药剂工作情景实训手册

主　编　房龙玉　杨　金　刀　婕
副主编　王　娟　丁娇艳
编　委　周一朴　鲁明云　张　静　杨　松
　　　　鲁秀渊　李廷彩　李劲彬　阳慧琼
　　　　阳　剑　白晓丽　段得富　张莉华
　　　　马承愍　乔　艳

军事医学科学出版社
·北　京·

内容提要

作者通过对教材与课程的二次开发利用,在进行充分调研的基础上,编写了《药剂工作情景实训手册》。本实训教材直接面向中职药剂专业毕业生就业:连锁药店、基层医院药房、制药企业的工作情景,并依靠学校仿真实训室进行仿真工作情景模拟,围绕实践目的、实践器材、实践指导、实践内容及课后思考题进行,以实现理论与实际相结合的教学目的。内容新颖,实用性、可操作性强。可作为广大中职药剂专业的教师、学生实训参考用书。

图书在版编目(CIP)数据

药剂工作情景实训手册/房龙玉,杨金,刀婕主编.
－北京:军事医学科学出版社,2014.5
ISBN 978－7－5163－0422－8

Ⅰ.①药⋯ Ⅱ.①房⋯ ②杨⋯ ③刀⋯ Ⅲ.①药剂学－
手册 Ⅳ.①R94－62

中国版本图书馆 CIP 数据核字(2014)第 089299 号

出　　版:军事医学科学出版社
地　　址:北京市海淀区太平路 27 号
邮　　编:100850
联系电话:发行部:(010)66931051,66931049,81858195
　　　　　 编辑部:(010)66931039
传　　真:(010)63801284
网　　址:http://www.mmsp.cn
印　　装:中煤涿州制图印刷厂北京分厂
发　　行:新华书店

开　　本:787mm×1092mm　1/16
印　　张:8.75(彩 0.75)
字　　数:218 千字
版　　次:2014 年 8 月第 1 版
印　　次:2014 年 8 月第 1 次
定　　价:35.00 元

本社图书凡缺、损、倒、脱页者,本社发行部负责调换

目 录

第一章 >>>

医院药房工作情景模拟实训

　　调剂业务和处方管理是医疗机构药学部门最基本和经常性的工作。据统计,调剂工作的量占药学部门业务总量的50%~70%。调剂业务是药学服务和药物治疗的基础;处方管理是确保药物治疗质量的前提。调剂业务和处方管理实质上是一个事情的两个方面:调剂业务是实现并控制药品从药房流向患者的过程,处方管理是在法律上、制度上、专业上确保调配业务合法、安全和可靠的重要手段。

第一节　处方辨识

一、实践目的

1.通过直观有效的处方实物,认识处方在医、药、患三者之间的联系。
2.了解并掌握处方的内容,熟悉前记、正文、后记。
3.正确认识不同科室的处方,并加以区别。
4.熟练掌握不同处方的限量规定及保存年限规定。

二、实践器材

从医院或门诊处收集若干不同颜色的处方。

三、实践指导

(一)处方的定义

　　处方(prescription),是指由注册的执业医师和执业助理医师(以下简称医师)在诊疗活动中为患者开具的、由取得药学专业技术职务任职资格的药学专业技术人员(以下简称药师)审核、调配、核对,并作为患者用药凭证的医疗文书。处方包括医疗机构病区用药医嘱单。
　　处方是药剂调配、发药的书面依据,也是统计调剂工作量、药品消耗数量及经济金额等的原始资料,发生医疗事故或经济问题时,又是追查医疗责任,承担法律责任的依据。因此,处方具有法律上、技术上和经济上等多方面的意义,必须认真调配,仔细核对,防止差错,并加以妥善保管,每日进行分类统计,登记数量。

(二)处方标准

　　处方由各医疗机构按规定的格式统一印制。书写时只要逐项填写即可。
　　1.处方内容　处方由处方前记、处方正文和处方后记三部分组成。
　　(1)处方前记:包括医疗机构名称、费别、患者姓名、性别、年龄、门诊或住院病历号,科别

1

或病区和床位号、临床诊断、开具日期等。可添列特殊要求的项目。麻醉药品和第一类精神药品处方还应当包括患者身份证明编号,代办人姓名,身份证明编号。

(2)处方正文:以 Rp 或 R(拉丁文 recipe"请取"的缩写)标示,分列药品名称、规格、数量、用法用量。这是处方的主要部分。每一种药物均应另起一行书写。药名可用中文、英文书写,英文书写时第一字母应大写。不要中英文混写。中文处方药名在前剂型在后;英文处方是剂型在前药名在后。药物的剂量按药典的规定书写,先写出药物单位剂量后再乘以多少倍来表示药物的总量。然后再写用法及每次剂量,可用"Sig"标明用法,也可用中文"用法"表示。书写顺序依次为:每次用药剂量,给药途径,用药间隔,特殊标记。口服用药可不注明给药途径。

(3)处方后记:医师签名和(或)加盖专用签章,药品金额以及审核、调配、核对、发药的药学专业技术人员签名。

2. 处方颜色和格式　处方由各医疗机构按照规定的颜色格式统一印制。普通处方的印刷用纸为白色。急诊处方印刷用纸为淡黄色,右上角标注"急诊"。儿科处方印刷用纸为淡绿色,右上角标注"儿科"。麻醉药品和第一类精神药品处方的颜色为淡红色,右上角分别标注"麻"字和"精一"字。第二类精神药品处方的颜色为白色,右上角标注"精二"。

(三)处方管理制度

1. 处方权限的规定

(1)具有处方权的医师必须签名留样或者专用签章备案。

(2)经注册的执业医师在执业地点取得相应的处方权。

(3)试用期医师的处方须经有处方权的执业医师审核并签名或加盖专用签章后方有效。

(4)麻醉药品和第一类精神药品的处方权必须经审核合格后方可获得。

2. 处方限量规定

(1)处方一般不得超过 7 日用量;急诊处方一般不得超过 3 日用量;对于某些慢性病、老年病或特殊情况,处方用量可适当延长,但医师应当注明理由并再次签名。

(2)特殊管理药品:医疗用毒性药品每张处方不得超过 2 日极量;麻醉药品、第一类精神药品注射剂门(急)诊处方为一次常用量;控缓释制剂处方不得超过 7 日常用量;其他剂型处方不得超过 3 日常用量;盐酸二氢埃托啡处方为一次常用量,仅限于二级以上医院内使用;盐酸哌替啶处方为一次常用量,仅限于医疗机构内使用。哌醋甲酯用于治疗儿童多动症时,每张处方不得超过 15 日常用量。第二类精神药品每张处方不超过 7 日常用量,如有特殊情况,需要适当延长的,医师应当注明理由。为住院患者开具的麻醉药品和第一类精神药品处方应当逐日开具,每张处方为 1 日常用量。

癌症疼痛患者和中、重度慢性疼痛患者门(急)诊处方麻醉药品、第一类精神药品注射剂不得超过 3 日常用量;控缓释制剂,每张处方不得超过 15 日常用量;其他剂型,每张处方不得超过 7 日常用量。

3. 处方保管规定

(1)每日处方应按普通药品及控制药品分类装订成册,妥善保存,便于查阅。

(2)普通处方、急诊处方、儿科处方保存期限为 1 年,医疗用毒性药品、第二类精神药品处方保存期限为 2 年,麻醉药品和第一类精神药品处方应按年月日逐日编制顺序号,保存期限为 3 年。

(3)处方保存期满后,经医疗机构主要负责人批准、登记备案,方可销毁。

四、实践内容——处方辨识

1. 从医院或门诊处收集若干不同颜色的处方。
2. 6 名学生一组,对所分到的处方进行辨识:精一、精二、麻醉药品、儿科、急诊、普通等。
3. 对该处方的保存年限给予建议。
4. 教师总结。

五、思考题

1. 什么是处方,处方的内容包括哪些?
2. 不同科室的处方,如急诊科、儿科等,如何区别?

第二节　处方点评

一、实践目的

1. 通过直观有效的处方分析,认识处方书写的重要意义。
2. 复习掌握处方内容,能有效对处方进行点评。
3. 熟练掌握中药、西药处方的书写规定及评定。

二、实践器材

从医院或门诊处收集若干不同科室处方。

三、实践指导

加强处方管理,建立和完善处方评价制度,对提高处方质量,规范医疗行为,促进合理用药,确保医疗安全有着极其重要的意义。卫生部《处方管理办法》、《抗菌药物临床应用指导原则》等都提出了有关规定的要求。

(一)评价内容

1. 处方书写

(1)处方按规定格式用钢笔(蓝黑墨水)或毛笔书写,要求字迹清楚,不得涂改。处方如需修改,应由执业医师在修改处签名并注明修改日期。

(2)处方内容填写完整,除特殊情况外,应当注明临床诊断,并与病历记载相一致。

(3)每张处方限于一名患者的用药。

(4)患者年龄应当填写实足年龄,新生儿、婴幼儿写日、月龄,必要时要注明体重。

(5)同一处方中所有药品,在治疗和构成剂型上所起作用是不同的,一般应按其作用性质依次排列:

①主药:系起主要作用的药物。

②佐药:系辅助或加强主要作用的药物。

③矫味药:系指改善主药或佐药气味的药物。

④赋型剂(或稀释剂):系赋予药物以适当形态和体积的介质,以便于取用。

（6）书写药品名称、剂量、规格、用法、用量要准确规范,药品用法可用规范的中文、英文、拉丁文或者缩写体书写,但不得使用"遵医嘱"、"自用"等含糊不清字句。

（7）西药、中成药、中药可以分别开具处方,也可以开具一张处方,中药饮片应当单独开具处方。

（8）开具西药、中成药处方,每一种药品应当另起一行,每张处方不得超过5种药品。

（9）中药饮片处方的书写,一般应当按照"君、臣、佐、使"的顺序排列;调剂、煎煮的特殊要求注明在药品右上方,并加括号,如布包、先煎、后下等;对饮片的产地、炮制有特殊要求的,应当在药品名称之前写明。

（10）药品的用法用量应当按照药品说明书规定的常规用法用量使用,特殊情况需要超剂量使用时,应当注明原因并再次签名。

（11）服用法:这一部分是指出患者的服用方法。处方上通常以拉丁文缩写"Sig"作标志。药剂人员应将服用方法用中文写在标签上,并贴在盛装药剂的容器上、药品包装上,以便患者遵照服用。

（12）开具处方后的空白处划一斜线以示处方完毕。

（13）医师签名或盖章,这是表明医师对处方负有责任。药剂人员配方及检查、发药后,亦应签名,以示负责。处方医师的签名式样和专用签章应当与院内药学部门留样备查的式样相一致,不得任意改动,否则应当重新登记留样备案。

（14）处方开具当日有效。特殊情况下需延长有效期的,由开具处方的医师注明有效期限,但有效期最长不得超过3天。

（15）医师利用计算机开具、传递普通处方时,应当同时打印出纸质处方,其格式与手写处方一致;打印的纸质处方经签名或者加盖签章后有效。药师核发药品时,应当核对打印的纸质处方,无误后发给药品,并将打印的纸质处方与计算机传递处方同时收存备查。

2. **医师开具处方使用通用名称**

（1）药品名称应使用经药品监督管理部门批准并公布的药品通用名称、新活性化合物的专利药品名称、复方制剂药品名称,或卫生部公布的药品习惯名称。

（2）院内制剂应当使用经省级卫生行政部门审核、药品监督管理部门批准的名称。

（3）没有中文名称的可以使用规范的英文名称书写;医疗机构或者医师、药师不得自行编制药品缩写名称或者使用代号。

（4）同一种化合物只有一种规格或产地的,使用药品通用名称开具处方。

（5）同一种化合物规格不同的,使用药品通用名称开具处方,通过规格的区别在医师处方和药师发药的过程中加以区分。

（6）同一种化合物规格相同产地不同的,在药品通用名称后加括号,标注商品名以示区别。

3. **药品用法用量**

（1）处方一般不得超过7日用量;急诊处方一般不得超过3日用量;对于某些慢性病、老年病或特殊情况,处方用量可适当延长,但医师应当注明理由。

（2）药品剂量与数量用阿拉伯数字书写。剂量应当使用法定剂量单位:重量以克(g)、毫克(mg)、微克(μg)、纳克(ng)为单位;容量以升(L)、毫升(ml)为单位;国际单位(U);中药饮片以克(g)为单位。

（3）片剂、丸剂、胶囊剂、颗粒剂分别以片、丸、粒、袋为单位；溶液剂以支、瓶为单位；软膏及乳膏剂以支、盒为单位；注射剂以支、瓶为单位（但必须注明规格）；中药饮片以剂为单位；抗生素类以克或国际单位计算，血清抗毒素类按规定单位计算。

4.抗菌药物的规范使用

医师开具处方应依照卫生部《抗菌药临床指导原则》和《抗菌药物分级管理办法和实施细则》等相关规定执行。

5.处方药品费用

对照患者的临床诊断，对价格昂贵的药品使用的合理性进行分析评价，重点对大处方进行合理性分析评价。

6.特殊药品的使用评价

依据《处方管理办法》和《麻醉药品和精神药品管理条例》对麻醉药品、精神药品的使用情况进行评价。

7.处方合理用药评价

根据处方中患者基本信息和诊断，初步评价处方药品使用的合理性。

（二）处方评价

1.处方评价的形式 对处方格式、书写规范的评价和对处方用药合理性的评价。不合格处方数为格式、书写规范有误的处方数和非合理用药的处方数的总和。

2.处方用药合理性的评价依据 各种文献资料及药品说明书，如遇到文献资料与药品说明书不符，以药品说明书为准。

3.处方评价的标准 《处方管理办法（试行）》和《处方管理办法》实施细则（试行）。处方开具中凡存在下列问题之一者，为不合格处方。

（1）处方格式

①前记中"医疗、预防、保健机构名称，处方或医嘱领药单印刷顺序号，费别，患者姓名、性别、年龄、门诊或住院病历号，科别或病室和床位号，临床诊断（暂不能下诊断时为写上初步印象），开具处方日期"等栏目有缺项。麻醉的药品和第一类精神药品处方除以上栏目外，缺少必须的患者身份证证明编号和代办人姓名、性别、年龄、身份证件编号。

②正文无 Rp 或 R 标示，或未分列药品名称、规格、数量、用法用量等栏目。

③后记中"医师签名或加盖专用签章，药品金额以及审核、调配、核对、发药的药师双人签名或加盖专用签章"等栏目有缺项。

④处方用纸颜色不符合要求（急诊处方、普通处方、麻醉的药品处方、第一类精神药品处方、第二类精神药品处方的印刷用纸应分别为淡黄色、白色、淡红色、淡红色、白色，并在处方右上角以文字标注）。

（2）处方书写规范

①开具处方时，处方前记、正文、后记规定的各项目中有缺项，或与病历记载不相一致。

②开具处方时使用了规定外的红笔、铅笔和易退色的笔。

③每张处方未限于一名患者的用药。

④处方书写字迹难以辨认，或修改处缺签名或加盖签章及未注明修改日期。

⑤处方药品名称用不规范的中文或英文书写或自行编制药品缩写名或用代号。

⑥药品剂型、规格、用法、用量书写欠准确、规范或不清楚，如使用"遵医嘱"、"自用"等含

糊不清字句。

⑦年龄未写实足年龄,婴幼儿未写日、月龄。

⑧西药、中成药、中药饮片未分开开具。

⑨开具西药、中成药处方,每一种药品未另起一行。

⑩中药饮片处方的书写,未按君、臣、佐、使的顺序排列。饮片调剂与煎煮的特殊要求未注明在处方所列药品之右上方,及加括号,如布包、先煎、后下等;对中药饮片的产地、炮制有特殊要求的,未在药名之前写明。

⑪开具处方后的空白处未划斜线,以示处方完毕。

⑫处方医师的签名式样和专用签章与在药学部门留样备查的式样不相一致或任意改动而未重新登记留样备案。

(3)处方用药合理性

①对规定必须做皮试的药品,处方医师未注明过敏试验及结果的判定。

②药品的适应证与临床主要诊断明显不符合。

③单张处方超过五种药品或针对性不强的"大包围"用药。

④药品超剂量使用未注明原因及再次签名。普通处方超过 7 日用量;急诊处方超过 3 日用量;慢性病、老年病或特殊情况适当延长处方用药天数未加说明;麻醉的药品、精神药品用量超过《麻醉的药品、精神药品处方管理规定》要求。

⑤药品用法用量欠妥。包括剂型与给药途径不合理、药品剂量与用法不准确(与常用剂量相比给药剂量不足或剂量过大、给药间隔时间不合理等)。

⑥有重复给药现象。

⑦有潜在临床意义的药物相互作用和配伍禁忌。

⑧选药不合理,存在用药禁忌。

⑨抗感染药物滥用。

(4)其他

①非本医疗机构注册医师开具的处方。

②不具备麻醉的药品、第一类精神药品处方权的医师开具麻醉的药品及第一类精神药品;不具备使用限制使用或特殊使用品种抗菌药物资格的医师开具限制使用或特殊使用抗菌药物品种处方(紧急情况除外)。

4. 处方评价的方法

(1)依据处方评价标准的各个项目,制成 Excel 表格。

(2)采用逐日全检和月底随机抽检不合格处方的方式,并由专职药师负责登记。

(3)医务科和药剂科组织专业技术人员定期对处方用药不合理的情况进行点评,对不合理用药的医嘱提出合理建议。

(三)处方点评的结果

1. 处方点评结果分为合理处方和不合理处方。

2. 不合理处方包括不规范处方、用药不适宜处方及超常处方。

3. 有下列情况之一的,应当判定为不规范处方

(1)处方的前记、正文、后记内容缺项,书写不规范或者字迹难以辨认的。

(2)医师签名、签章不规范或者与签名、签章的留样不一致的。

（3）药师未对处方进行适宜性审核的（处方后记的审核、调配、核对、发药栏目无审核调配药师及核对发药药师签名，或者单人值班调剂未执行双签名规定）。

（4）新生儿、婴幼儿处方未写明日、月龄的。

（5）西药、中成药与中药饮片未分别开具处方的。

（6）未使用药品规范名称开具处方的。

（7）药品的剂量、规格、数量、单位等书写不规范或不清楚的。

（8）用法、用量使用"遵医嘱""自用"等含糊不清字句的。

（9）处方修改未签名并注明修改日期，或药品超剂量使用未注明原因和再次签名的。

（10）开具处方未写临床诊断或临床诊断书写不全的。

（11）单张门急诊处方超过五种药品的。

（12）无特殊情况下，门诊处方超过 7 日用量，急诊处方超过 3 日用量，慢性病、老年病或特殊情况下需要适当延长处方用量未注明理由的。

（13）开具麻醉药品、精神药品、医疗用毒性药品、放射性药品等特殊管理药品处方未执行国家有关规定的。

（14）医师未按照抗菌药物临床应用管理规定开具抗菌药物处方的。

（15）中药饮片处方药物未按照"君、臣、佐、使"的顺序排列，或未按要求标注药物调剂、煎煮等特殊要求的。

4. 有下列情况之一的，应当判定为用药不适宜处方

（1）适应证不适宜的。

（2）遴选的药品不适宜的。

（3）药品剂型或给药途径不适宜的。

（4）无正当理由不首选国家基本药物的。

（5）用法、用量不适宜的。

（6）联合用药不适宜的。

（7）重复给药的。

（8）有配伍禁忌或者不良相互作用的。

（9）其他用药不适宜情况的。

5. 有下列情况之一的，应当判定为超常处方

（1）无适应证用药。

（2）无正当理由开具高价药的。

（3）无正当理由超说明书用药的。

（4）无正当理由为同一患者同时开具 2 种以上药理作用相同药物的。

（四）医师规范处方示例（省去处方前、后记部分）

1. 普通处方　必须注明每个药物的药物名称；最小使用单位的含量、浓度、装量或容积；最小使用单位的取用数量。

例1：阿莫西林胶囊 0.25×12 片×2 盒（或 阿莫西林胶囊 0.25×12 片×24 片）

S. 0.5 一天三次（或 2 片，一天三次）

例2：尿素软膏 10 g×1 支

S. 外用，一天两次

例3:10%氯化钾溶液 100 ml ×2 瓶

S. 每次 10 ml,一日三次

2. 输液处方　可以不注明每种药物的最小使用单位的含量、装量或容积(液体药物必须标明浓度),只要按照"药物名称＋实际使用剂量"的格式即可。

例1:5%葡萄糖注射液 250 ml

注射用青霉素钠 320 万单位 / ×6

S. 皮试后静脉滴注,一日三次

例2:0.9%氯化钠注射液 500 ml

维生素 C 注射液 2.0

维生素 B$_6$ 注射液 0.2 / ×3

S. 静脉滴注, 一日一次

(五)不合理用药处方例举与点评

1. 用量不明确处方举例与点评

例:患者女,42 岁,自费

临床诊断:肾病综合征

左氧氟沙星注射液 100 ml(0.2)×9 瓶

Sig:100 ml,ivgtt

0.9%氯化钠注射液 100 ml

注射用头孢噻肟钠 2.0 ×10 次

Sig:ivgtt

点评:用药间隔时间不明确,处方书写不规范,欠妥。

2. 超范围使用抗菌药物例举与点评

例:患者男,63 岁,农合

临床诊断:左耳囊肿

0.9%氯化钠注射液 250 ml

甲磺酸帕珠沙星注射液0.1 ×3　 ×2 次

Sig:iv QD 45 滴/分

0.9%氯化钠注射液 100 ml

氨甲环酸注射液　 1.0　 ×2 次

Sig:iv QD 45 滴/分

点评:甲磺酸帕珠沙星注射液是第四代氟喹诺酮类抗菌药,也是特殊使用的抗菌药物,住院医师开具特殊使用的抗菌药物是不妥的,因未经上级医师或具有高级职称或科主任同意签名(处方或病程记录中未反映),也未见病原学监测和药物敏感试验报告或全院疑难病例讨论意见;属于超范围用药。甲磺酸帕珠沙星注射液规格有 2 ml:0.1/24.00,10 ml:0.3/57.6,一次要用 0.3 g,处方 0.1/支 ×3,费解,既不经济,又易造成污染,给护士增加了不必要的操作。合理应用氟喹诺酮类药物是控制细菌耐药性增长、延长该类药物使用寿命的关键。

四、实践内容

(一)随机抽取门诊处方

每季度按卫生部的要求随机抽取50张门诊处方。

1. 根据处方管理办法的要求,每位学生分析一张处方,评价药物的使用情况和通用名的开具情况(表1-1)。

表1-1　处方开具情况统计

科别	药品名称不规范	剂量、剂型不规范	无签字或无盖章	处方缺项	用法用量不合理	不合格处方数	处方总数	处方合格率
合计								

2. 根据学生分析的处方,组成若干个小组,对存在的问题进行讨论,并对存在问题的处方进行修改,并形成书面意见。

3. 讨论每组分析的成效及出现的问题,采用小组自评、组间互评和教师点评的评价方式。

4. 最后,教师做点评,给予评语及建议。

(二)处方审核

从医院或门诊处收集若干处方,根据处方的前记、正文、后记具体内容逐条审核,确定处方是否合格。若发现不合格处方应如何处理?请各组学生针对分到的处方情况,给予总结。

(三)处方分析

1. 患者,男,28岁,因与人发生口角口服大量药物,意识清醒,20分钟后被其家人发现,立即送到医院急诊。诊断:地西泮急性中毒。处方如下,请分析用药是否合理,为什么?

Rp:硫酸镁15 g

用法:立即口服

【分析】　此处方属不合理用药。①口服硫酸镁的目的是导泻,但硫酸镁少量吸收后,对中枢神经有抑制作用,故中枢抑制药中毒时不宜选用其导泻,应选用硫酸钠导泻,防止加重中毒。②因为该患者服地西泮时间不久,除了导泻外,还应该对患者进行洗胃。

2. 林某,女性,40岁,诊断为胆绞痛。医师开出红处方如下,分析该处方是否合理,为什么?

Rp:①盐酸哌替啶注射液50 mg×1

用法:50 mg 肌内注射

②硫酸阿托品0.5 mg×1

用法:0.5 mg 肌内注射

【分析】　此处方合理。①对于胆绞痛患者的治疗,单用哌替啶止痛会因其兴奋胆管括约肌,升高胆内压而影响(减弱)止痛效果;若单用阿托品止痛,其解痉止痛效果较差(对括约肌松弛作用不恒定)。②两者合用可取长补短,既解痉又止痛,可产生协同作用。

3. 患者,女性,62 岁,高血压病多年,近年来劳累后常感胸前区闷痛。前天与邻居争吵,情绪激动,突感胸骨后绞痛,面色苍白,出冷汗,入院求治。诊断为稳定型心绞痛。请问下列处方是否合理,并说明理由。

Rp:①硝酸甘油 0.5 mg × 20 片

用法:0.5 mg/次,舌下含服

②普萘洛尔 10 mg × 20 片

用法:10 mg 3 次/日

【分析】 此处方合理。①硝酸甘油与普萘洛尔合用,能互相取长补短,协同降低耗氧量。②普萘洛尔可取消硝酸甘油所引起的反射性心率加快;硝酸甘油可缩小普萘洛尔所引起的心室容积增大和射血时间延长。

4. 李某,男,62 岁,因心力衰竭,肾功能不全,尿少,合并泌尿道感染。医师开处方如下,请分析该处方是否合理,为什么?

Rp:①硫酸庆大霉素注射剂 8 万 U ×6

用法:8 万 U/次 肌注 2 次/天

②呋塞米注射液 20 mg ×3

5% 葡萄糖氯化钠注射液 500 ml

用法:1 次/天 静滴

【分析】 该处方不合理。因为:①庆大霉素和呋塞米均可引起耳毒性,两者合用会增加耳毒性发生的可能性。②庆大霉素可损害肾功能,老年人慎用,肾功能不良者禁用。

5. 某患者,男,25 岁。患急性上呼吸道感染。医师开出处方如下,请分析该处方是否合理,理由是什么?

Rp:①阿莫西林胶囊 0.25 g × 48

用法:0.5 g/次 4 次/天

②罗红霉素片 0.15 g × 12

用法:0.15 g/次 2 次/天

【分析】 该处方不合理。因为阿莫西林属杀菌剂,需在细菌繁殖期发挥杀菌作用,而罗红霉素属抑菌药物,两者联用因抑菌剂可抑制细菌生长,使细菌处于静态,从而使杀菌剂的杀菌作用受到影响。

(四)卡片游戏

将全班学生分成四组,由教师制作若干有关“处方常见英文及其缩写词”(附录二)卡片,开展趣味赛,包括必答题、抢答题、加分题三个环节,一张卡片算一道题,得分最高组获胜,可以获得教师给予的奖励或表扬。

五、思考题

1. 简述不合理处方的分类。

2. 简述处方评价方法。

第三节　西药房调剂工作

一、实践目的

1.通过西药房调剂训练,学会药品调剂操作方法。
2.能独立完成西药处方调剂工作。
3.熟练掌握西药房领药、药品分类与定位摆放等相关工作。

二、实践器材

领药单、定位标签、西药处方20张、药柜、包装袋、药品。

三、实践指导

(一)调剂药品的领取与摆放

1.调剂药品的领取　调剂室供应的所有药品均应定时从药库领取。通过专人盘点调剂室药品,并根据药品的消耗情况与季节变化,登记所需补充增加药品的品种和数量,确定领药计划,并填写药品领用单(表1-2),并将该表在领药的前一天递交药库的有关人员备药。对缺项的药品,应根据药库通知及时更改品种或作其他处理。药库将发放的药品核对后,按规定时间送至领用单位。

表 1-2　药品领用单

编号:　　　　　发货单位:　　　　　收货单位:　　　　　时间:　　年　　月　　日

药品名称	规格	单位	数量		单价	金额	备注
			请领数	实发数			
发药人 签字		领药人 签字				复核人 签字	

第一联由领用科室存查;第二联由发药部门存查;第三联由会计核算金额

调剂室领用药品应注意以下问题。

(1)领药人员对领取的药品,应按领用单所列品种、数量逐一进行核对,经核对、清点无误后再分类上架陈列或存放备用。数量不符或药品质量不合格者,应及时退回药库处理。

（2）特殊管理药品（毒、麻、精神药品）应单独编号列单领取，各环节应符合特殊管理药品的有关法规要求。

（3）严格执行领药复核制度：药品领取复核完毕，药库发药人员、药房领药人员及复核人员均应在药品领用单所规定的位置签名，以示负责。

2.调剂药品的摆放 药品在调剂室的摆放又称为药品的陈列。在药品调剂室、调剂药品暂存库科学合理摆放药品，对提高调剂工作效率、降低差错事故发生率有直接影响。摆放药品的方法有多种，可根据调剂室的类型、规模、面积大小等实际情况，选择一种或采用综合分类方法摆放。

（1）药品摆放方式：①按使用频率摆放。将使用频率高的药品摆放在最容易拿取的位置，可减轻调剂人员的劳动强度，提高工作效率，缩短患者等候时间。这是目前被广泛应用的方法。②按药品剂型分类摆放。在综合医院中，注射剂、片剂是品种及数量最多的剂型，应具有足够的空间摆放，并且要设置在容易拿取的位置。对于其他剂型的药品可根据使用情况进行排列。③按药理作用分类摆放。可按心血管用药、抗感染用药、呼吸系统用药、消化系统用药等进行排列。④按内服药和外用药分开摆放。摆放外用药品处，要用醒目的外用药标识（红字白底），以提示调配时注意，严防出错。⑤特殊管理药品摆放。一类精神药品要严格管理，专人专柜，按处方进行统计、登记的办法管理；二类精神药品使用广泛，且用量大，其摆放要有固定位置，并在使用标签颜色上应与普通药品有所区别，以便于管理。麻醉药品必须按"五专"原则管理。

（2）药品摆放定位：是指所摆放的每一种药品都应有固定的位置。定位摆放要注意以下几点：①药品摆放的位置要符合药品的分类要求；②药品一旦定位后，应贴上醒目的标签，不要随意更改或移位。

（3）药品摆放定量：摆放药品定量是指调剂室和调剂药品暂存库内，定位摆放的药品都应规定相对固定的数量。

（4）摆放药品的定时补充：陈列于调剂室（包括暂存库）各定位上的药品，由于调配用药，使品种、数量减少时，由药管理人员在规定的时间给予补充至原规定数量。补充药品时应注意以下问题：①药品规格的一致性。许多药品同一品种剂型而有几种规格，这些药品虽规格不同，但在外观颜色、形状上却非常相似，很易混淆而导致调配发药差错事故发生，应格外注意。②药品外观的一致性。有些药品虽然品种、剂型相同，但由于生产厂家或生产批号的不同而出现外观性状差异。这类药品在补充时，应将其分开，以便发药时分别发放，以免患者产生疑问和误解。③尽量保护药品基本包装的完整性，使药品的最小包装单位保持完好地摆放在规定的位置上。

（二）西药调剂工作

调剂（dispensing）又称处方调配，是根据处方或医嘱给患者准备和分发药剂的活动，包括收方、审查处方、调配药剂或取出药品、核对处方与药剂、将药剂发给患者（或病区医护人员）、交代和答复询问的全过程。

调剂工作是医疗机构医疗环节中不可或缺的重要组成部分，是用药质量的最后把关者。调剂是实现世界卫生组织提出患者用药安全目标（即5R原则）的重要保障：正确的药品、正确的患者、正确的记录、正确的给药途径以及正确的给药时间。

药学技术人员应当严格按照《药品管理法》、《处方管理办法》等法律、法规、规章制度和技术操作规程,认真审核处方或者用药医嘱,经适宜性审核后调剂配发药品。对处方所列药品不得擅自更改或者代用。对有配伍禁忌或者超剂量的处方,应当拒绝调配;必要时,经处方医师更正或者重新签字,方可调配。发出药品时应当告知患者药品用法用量和注意事项,指导患者合理用药。调剂的流程如下图1-1。

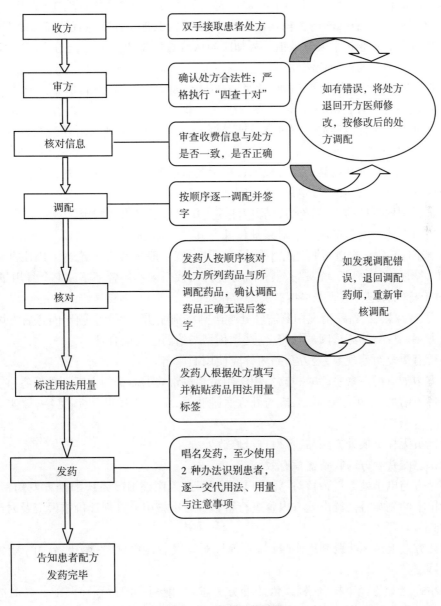

图1-1 调剂工作流程

1. **西药调剂工作流程** 调剂是药学部门直接面对临床、患者的服务窗口,是沟通患者与医护人员之间完成医疗过程的桥梁与纽带。调剂业务管理状况对药品使用过程的质量保证、医疗质量的优劣甚至医院的声誉有直接的影响。调配工作组织和管理,一方面要充分发挥调剂技术,保证配发给患者的药剂准确无误、质量优良、使用合理;另一方面是要提高配方速度,缩短患者候药时间,改进服务态度,为患者提供优质服务。

(1)审方:指药师收到患者提交的处方后,在配方过程中和发药前对处方进行的核对。处方审核是调剂工作中的重要环节,是防止差错、事故,保证调剂质量的关键。处方审核的主要内容为:处方书写;规定必须做皮试的药品,处方医师是否注明过敏试验及结果的判定;处方用药与临床诊断的相符性;剂量、用法的正确性;选用剂型与给药途径的合理性;是否有重复给药现象;是否有潜在临床意义的药物相互作用和配伍禁忌;其他用药不适宜情况。处方审核的工作应由药师以上的专业技术人员承担。药师应当认真逐项检查处方前记、正文和后记书写是否清晰、完整,并确认处方的合法性。

①审查处方书写[患者姓名、性别、年龄、病历号(病案号)、就诊科别(病房床号)、开方日期、医师签名盖章]是否合格。

②门诊处方应 3 日内调剂。超过有效期的处方,应由处方医师重新开具处方或更新处方日期并签字后,方可调剂。

③每张处方限开五种药品。品种数超过规定的,应经处方医师重新开具处方或在原处方上注明原因并签字,符合有关规定后,方可调剂。

④规定必须做皮试的药品,处方医师应注明过敏试验及结果的判定。

⑤严格执行药品的剂量规定。对超剂量处方,应拒绝调配。

a. 一般门诊、急诊患者每张处方不超过 3 天用量;一般慢性病不超过 1 周用药量;癫痫、结核、肝炎、糖尿病、高血压、心脏病、精神病等慢性病或行动不便者不超过 1 个月用量。

b. 对于特殊管理药品要严格按有关规定执行。

c. 对于特殊患者、特殊情况用药需经处方医师特别注明并经上级领导同意后方可调配。

⑥处方用药应与临床诊断的相符合,选用剂型与给药途径应合理。

⑦不得有重复给药现象,处方药品名称应使用通用名。

⑧处方中如有配伍禁忌、妊娠禁忌、用法用量超过常规的需经处方医师重新签字。

⑨字迹不清的,不可主观猜测,应与处方医师联系,由医师写明、重新签字,核实无误后方可调剂。

⑩调剂员无权更换处方药品,不得自行修改处方。

⑪确认已交费处方的收费盖章有效。

⑫将处方与电子处方进行核对:凭用户名、密码进入医院 HIS 系统的处方发药程序,录入处方计价单上的病案号→调出处方内容进行审核。在审核中若发现计价错误应及时与计价人员联系,纠正。

⑬在处方左上角标明调剂流水号,与号牌核对无误后,将号牌发给患者,并提示其"妥善保存,按号取药"。

(2)调配:指处方经审核合格后,依照处方要求取、配药品的过程。调配药品时必须按照调配顺序和操作规程操作。药师调剂处方时必须做到"四查十对"。查处方,对科别、姓名、年龄;查药品,对药名、剂型、规格、数量;查配伍禁忌,对药品性状、用法用量;查用药合理性,对临床诊断。

①调配程序:按处方书写顺序调配→在药品外包装上按医嘱注明用法、用量、注意事项→再次自行核对→调配人员签字、盖章。

②需拆外包装的药品不要用手直接接触,并尽可能保存其内包装或使用厂家的原容器包

装。对于必须转移到其他容器中再分装的药品,应使用专用器具,小心操作以避免污染。分装容器应保持清洁、无污染。分装后应在外包装材料上注明药品名称、剂型、规格、数量、批号(有效期)、用法、用量。

③应检查药品有效期,保证所调配的药品在患者服用期内不超过药品标示的有效期。

④应检查处方上的药品名称与药品货位和药品外包装上的药品名称是否一一对应,若有不符必须经核实后,确认为同一药品,方可调配。

⑤内服、外用药品应按规定使用相应的药袋分开包装,并注明用法。

⑥已拆外包装但未发出的剩余药品,应与整包装药品分开存放,并注明批号/有效期。

⑦应检查药品是否变质(变色、风化、潮解、破碎等)。

⑧应在保证药品外观质量和效期的前提下,用旧存新。

⑨同一药品存在不同批号(有效期)时,在保证药品质量和用药安全的前提下,应尽可能调换为同一批号(有效期)药品。对于无法调换的应向患者明确说明,征得患者同意后方可调配,并在药品外包装上标示清楚,在发药时再次提醒患者。若患者不同意,需按协商的剂量重新计价后再行调配。

(3)复核:指药品调配完毕,在发药之前必须进行的对处方和药品的核对。复核是调剂药品的重要环节,是保证患者用药安全的重要手段。

①应仔细核对患者姓名、药品名称、规格、数量、用法是否与处方一致;核对有无配伍禁忌、妊娠反应和超剂量用药。对特殊管理药品和儿童、老年人、孕妇、哺乳期妇女的用药剂量,应特别仔细地核对。

②复核有无多配、错配、漏配。对易发生调剂差错的药品应特别仔细地核对。

③复核药品外观质量、批号(有效期),特别注意对于某些药品的特殊用法、用量的复核。

④复核合格后签字、盖章。无第二人核对时,调配人应自行复核并签字,以示已经过复核。

⑤未经复核的药品和处方上无审核人、调剂人签字的药品不得发出。

(4)发药:在处方和药品进行准确复核后,将药品发给患者而完成调剂的最后环节。

①核对患者姓名无误后,逐一发药并口头向患者交待每种药品的用法、用量及特殊注意事项。例如"不得内服"、"用时摇匀"、"孕妇禁服"等;有些镇静药、安定药、精神药品、抗过敏药等特别要说明服后不得驾驶车辆或操控机器等,以防危险。

②发药时要核对患者姓名,警惕重名现象。

③对于处方中注明的药品特殊用法、用量及注意事项必须向患者口头交待清楚。特殊药品应向患者说明保存方法。由于有些食物同药物会产生相互作用,饮酒(含醇饮料)等亦有影响,必要时要加以解释。对患者的询问要耐心解答。

④发药人员应签字、盖章。

⑤应耐心回答患者的询问。

⑥发现问题及时责成有关人员纠正。属差错事故要按规定程序报告,妥善处理(表1-3)。

2.药品调剂差错管理应急预案 差错事故重要的是树立"预防为主""安全第一"的思想,增强责任心,增强医疗道德的观念。其次要严格遵守《药品管理法》的规定,认真执行有关规章和制度,实行岗位责任制。在处方调配上应执行"四查十对"。如发现药品调剂差错,按以下程序报告和处理。

（1）发现调配差错后必须立即向科室负责人报告，并由科室负责人向科主任报告。科室负责人应调查差错发生经过及原因，分析可能出现的危害程度和处理结果。

（2）立即同患者或护士取得联系，根据差错后果的严重程度，分别采取相应的补救措施，如请相关医师帮助救治、到病房或患者家中更换、致歉、随访，取得谅解。

（3）应进行彻底的调查并向科主任提交一份"药品调配差错报告"，该报告应包括以下内容。

①差错的事实。

②药房是如何发现该差错的。

③确认差错发生的过程细节。

④经调查确认导致差错发生的原因。

⑤事后对患者的处理。

⑥对杜绝再次发生该类差错的建议。

⑦该处方的复印件。

（4）改进措施

①科室负责人应修订工作流程，以利于防止或减少类似差错的发生（表1-4）。

②科室负责人应将所发生的重要差错向医疗机构管理部门报告，由医疗机构管理部门协调相关科室，共同杜绝重要差错的发生。

③当事人应当端正态度、接受教训，以利改进。

表1-3　×××××医院药品调剂差错、事故登记表

日期	差错、事故情况	差错、事故责任人	原因分析	处理结果	登记人

表 1 – 4　规范化药品调剂流程的考核标准

处方调剂	考核指标(分值)	规范性要求及评分标准
接收处方 (6分)	收方问好(6分)	①使用"您好、来了"等礼貌用语(3分);②面有笑容、态度和蔼(3分)
审查处方 (34分)	查处方,对科别、姓名、年龄以及有无医师签名(4分)	①正确说出科别、姓名及年龄(2分);②指出漏填的项目(2分)
	查药品,对药名、规格、数量(10分)	①正确说出处方上的药品名称和规格(5分);②说出处方上各种药品的数量(5分)
	查配伍禁忌,对药品性状、用法、用量(12分)	①仔细审查了药物间的配伍禁忌(6分);②说出处方上各种药品的剂型、用法、用量(6分)
	查用药合理性,对临床诊断(8分)	①正确说出诊断(3分);②判断药品与诊断是否一致(5分)
调配处方 (26分)	查看有效期(3分)	①查看有效期(1分);②正确说出药品有效期(2分)
	质量检查(7分)	①口服药品看包装的完整性(2分);②小针剂看有无破损、标志是否清楚、有无其他药品混入、批号及效期、水针剂的色泽及澄明度(5分)
	药品种类数量正确(4分)	①调配的药品种类和数量正确(4分)
	标明用法用量(12分)	①贴标签并写明用法用量或直接写用法用量(5分);②标识位置合适(2分);③用法用量标志的内容正确、字迹清楚(5分)
复核发药 (34分)	核对患者姓名(3分)	①询问患者姓名(2分);②礼貌用语(1分)
	核对并告知药品种类数量(5分)	①正确告诉患者药品名称(3分);②正确告诉患者每种药品的数量(2分)
	核对并告知用法用量(12分)	①正确告诉患者药品用法用量(7分);②告知药物的重要用药注意事项(5分)
	加分项目(12分)	①告知患者特殊的储存条件(6分);②告知重要药品的主要不良反应(6分)
	结束语(2分)	您的药齐了(您的好了),请慢走(2分)

四、实践内容

(一)西药领取

根据领药计划,填写领药单,到药库办理领药手续,并将领取的药品送至药房。

(二)药品分类与定位摆放

将领回的药品按不同分类与定位要求进行摆放。包括:①按使用频率摆放;②按药品剂型分类摆放;③按药理作用分类摆放;④按内服药和外用药分开摆放;⑤特殊管理药品摆放。

(三)西药调剂操作

学生分为 3 人一组,分别扮演调剂人员、核对发药人员和患者。按照门诊处方调剂程序(收方→审方→划价→调配→复核→发药→用药指导)进行练习,进行西药处方的调剂。学生在练习过程中可以互换角色,按同样的方法进行练习。

1.注意事项　仔细阅读处方,注意审查不合格处方及不合理用药处方。

2.评价标准　见表1-5。

表1-5　实训操作评价标准

调剂员姓名	服务态度（10%）	审查处方（20%）	调配处方（30%）	调配结果（30%）	用药指导（10%）	综合评价
	要求服装整洁、仪表端庄、态度和蔼、热情服务	按规定逐项审查,不漏项、缺项,正确处理不合格处方	操作熟练、规范、准确	要求实际调配药品的品种、数量、剂型与处方完全一致,用法、用量、注意事项标注准确	发药同时进行用药指导,首先核对患者姓名,根据处方要求,说明每一种药物的用法、用量及用药注意事项,包括特殊人群用药指导	

(四)调剂差错调查

1.通过实践(三)的操作,要求各组互相评议其他小组在调剂操作中存在的差错及问题,并填写医院药品调剂差错、事故登记表。

2.教师根据学生讨论、评议,进行总结点评。

3.对存在问题的小组提出整改意见,重新进行调配。

4.教师评分。

五、思考题

门诊处方调剂过程中应注意哪些问题？怎样做好用药指导工作?

第四节　中药房调剂工作

一、实践目的

1.熟悉中药处方调剂的概念、特殊中药的调剂管理、中药处方的管理制度、中药处方的组成、中药处方的常用术语。

2.掌握中药处方的处方原则、中药处方的类型、中药的配伍原则;掌握中药处方调配的一般程序。

二、实践器材

1.中药处方,中药材。

2.中药材摆放柜、中药材存放冰箱、传递盒与包装袋、标签等。

三、实践指导

中药调剂是指根据医师处方,将中药饮片或中成药调配成供患者使用的药剂的过程,它是一项负有法律责任的专业操作技术。

(一)中药调剂的内容

1. 中药饮片调剂。

2. 中成药调剂。

(二)中药处方的处方原则

1. 处方 医疗和药品调剂的书面文件。

2. 中药处方 凡是载有中药商品名称、数量、用法等内容和制备任何一种中药药剂的书面文件。

3. 中药处方的意义 技术性、法律性、经济性。

4. 中药处方的组方原则 君、臣、佐、使。

(三)中药处方的类型

1. 古方:古医籍中记载。

2. 经方:经典著作中记载的,如《伤寒论》、《金匮要略》、《普济方》、《备急千金药方》、《景岳全书》。

3. 时方:清代至今。

4. 单方(验方):独参汤、附参汤(民间流传)有一定疗效的简单处方。

5. 秘方:有一定独特疗效而不外传的处方。

6. 法定处方:《中国药典》及局、部颁发收载的具有法律约束力的处方。

7. 协定处方:部分医院根据本地区特点,针对一些常见病、多发病,集思广益,总结经验,制订出一些行之有效、疗效较好的处方,为某医院或某地区医务人员共同遵照使用,称之为协定处方。

8. 医师临证处方。

(四)处方的结构

中药处方由三部分组成:处方前记、处方正文、处方后记。

1. 处方前记 包括医疗、预防、保健机构名称,费别,患者姓名,临床诊断等。

2. 处方正文 以 Rp(recipe 的缩写)起头,正文包括药品名称、剂型、规格、数量、用法、用量等。

3. 处方后记 包括"四签":计价者签名、调配者签名、复核者签名、发药者签名。

(五)处方的管理制度

1. 执业医师和执业助理医师有处方权并将本人签名备案。

2. 除处方医师外,其他人员不得擅自修改处方。

3. 处方当日有效。

4. 毒麻中药处方应造册登记。

5. 药品名称和使用剂量以《药典》标准为准。

6. 一般药品处方留存 1 年,毒性中药处方留存 2 年,麻醉药品处方留存 3 年。

7. 麻醉中药罂粟壳的使用:执业医师通过考核能正确使用罂粟壳方可开方。每次处方不超过 3 日常用量(每日 3～6 g,共 18 g),连续使用不超过 7 日。留方 3 年备查。不得单包,必须混入群药。晚期癌症患者持专用卡可大量连续使用。

(六)中药处方的常用术语

1. 药品附加术语

(1)要求炮制类。

(2)要求修制类:

①石韦、枇杷叶、金樱子去毛。

②山茱萸、乌梅肉去核。

③巴戟天、远志、麦冬去心。

④乌梢蛇去头、鳞片。

⑤斑蝥去头、足、翅。

⑥枳实去瓤。

(3)要求产地类。

(4)要求产时类。

(5)要求新陈类。

(6)要求临时加工类。

(7)要求质地类:浮水青黛、落水沉香、明天麻、空沙参、肥玉竹。

(8)要求质量类:九孔石决明、马蹄决明。

(9)要求颜色、气味类:柴丹参、红茜草、黑玄参、香白芷、苦杏仁。

2. 其他常用术语

(1)药引:药物类、食物类、其他类。

(2)忌口。

3. 处方的脚注(旁注)　医师在开汤剂时在某味药的上角或下角所加工的简明要求。

(1)临时炮制:调剂时临时加工,如熟地砂仁拌(行气消失)、朱茯苓远志(安神)。

(2)捣碎:

①种子、果实及坚硬的根及根茎类,用时多捣碎。

②苏子、砂仁、草决明,要打碎。

③黄连、大枣晒碎。

④法夏轻打掰碎。

(3)去掉非药用部位。

(4)煎煮要求

①先煎:如石膏、龙骨。

②后下:如藿香、杏仁。

③包煎:如蒲黄、葶苈子。

④另煎:人参、西洋参。

⑤冲服:药用量少,如鹿茸。

⑥烊化:胶类、蜜膏类。

(七)中药的配伍原则

1. 相须　功效相似药配合使用,增加疗效。

20

2.相使　辅药配合主药,互相增加作用。

相须和相使是为扩大治疗范围或增强疗效,须充分利用。

3.相畏　甲药的毒副作用可被乙药消减。

4.相杀　甲药能消减乙药的毒副作用。

相畏和相杀为消减毒副作用,必须考虑。

5.相恶　两药合用,相互抑制、降低、丧失药效(配伍禁忌)。

配伍后,药物功效降低或丧失。应加以注意。

6.相反　两药合用,产生毒副作用(配伍禁忌)。

配伍后,能使本无害的药物产生毒副作用。应避免使用。

(八)中药配方程序

1.审方

(1)接到处方后,处方审核人员对处方进行审查,包括处方的医师,开方的时间;患者的姓名、性别、年龄;十八反、十九畏、妊娠禁忌、剂量;先煎后下、包煎、烊化、另煎、冲服;缺药,错写药名;错抓、漏抓等。审核无误后,方可调配。

(2)处方审核合格的,处方审核人员在处方上签名,将处方交调配人员。

2.计价

(1)中药饮片的计价:每味药的单价×该药的份量=每味药的价格,再将每味药价格相加=每剂药价,每剂药价×剂数=汤剂的总价。

(2)中成药。

3.调配(配方)

(1)再次审方(着重"处方应付"和"特殊处理的中药")。

(2)清场。

(3)对戥。

(4)持戥。

(5)调配。

①按处方药味顺序调配,随时查看处方,不凭记忆操作,间隔平放,不能混放一堆。

②处方中有需要特殊处理的药物,需单包,并注明用法用量,混入群药。

③对鲜药类要另包,以免干湿相混,发生霉烂、变质。

④一方多剂,要求剂量准确,用戥秤分量,逐剂回戥,保证剂量均匀准确。

⑤调配人员依照审核人员签名的处方核算药价。患者交款后,处方交调配人员调配。

⑥调配人员根据处方内容逐项调配。调配处方不得擅自更改或代用药品,配方时,调配人员应认真、细致、准确。

(6)每剂量误差不得超过±3%,细料药或毒性中药误差不得超过±1%。

4.复核与发药

(1)处方药品的复核:主要核对所配药品与处方药名是否一致,所配药物剂量是否与处方相同。

(2)处方药品的核发。认真核对处方前记,询问清楚患者姓名、年龄、住院床号(或门诊号),核对处方姓名、年龄、住院床号(或门诊号);严防错取错用而贻误病情,甚至造成严重后果。只有完全核对无误后,才能将药物交给患者或其家属。

（3）发出药品时应按药品说明书或处方医嘱,向患者或其家属进行相应的用药交代与指导,包括每种药品的用法、用量、注意事项等。如服药前后次序、服药时间、对某些药物服用后应做的检查及可能发生的情况等,对特殊患者如老年人、幼儿等的用药应做特殊交代。

（4）正确交代患者用药期间的饮食"忌口";使用中成药有时必须忌食某些食物,以免药物与食物之间产生相互作用而影响疗效。

服用含人参的中成药(人参健脾丸、人参养容丸等)不宜吃萝卜;服用含铁的中成药(磁朱丸、脑立清等),不宜喝茶、吃柿子;服用清热解毒类中成药(牛黄解毒片、清瘟解毒丸等)、清热泻火类中成药(牛黄上清丸、凉膈散等),不宜吃辛辣温热的食物,如油条、羊肉、虾、洋葱、韭菜、辣椒、花椒、生姜、白酒、咖啡等;服用祛寒类中成药(附子理中丸等)不宜吃寒凉的食物,如鳖肉、鸭肉、驴肉、海带、紫菜、白菜、苦瓜、绿豆、西瓜等。即不宜吃与药物性质相反的食物。复核无误的,审核人员在处方上签全名。

（九）特殊中药的调剂管理

1. **麻醉药品**　麻醉药品是指连续使用后易产生身体依赖性,能成瘾的一类中药。

中药罂粟壳:经考核有资格使用罂粟壳的执业医师方可开方。每张处方不超过 3 日常用量,每次用量不得超过 6 g(3 ~ 6 g/d),总共不超过 18 g。不能连用 7 日。不得单包,必须混入群药。处方保留 3 年备查。晚期癌症患者可凭专用卡,才能大量持续使用。罂粟壳是只作配方使用,不零售。

2. **精神药品**　精神药品是指直接作用于中枢神经系统,使之兴奋或抑制,连续使用能产生依赖性的药品。根据对人体的危害程度,分为一类和二类精神药品。

第一类不得零售,每次不超过 3 日常用量。第二类凭盖有医疗单位公章的医师处方零售,每次不超过 7 日常用量。处方保留 2 年。

3. **毒性药品**　毒性药品是指药物作用剧烈,治疗剂量与中毒剂量相近,使用不当会导致人中毒甚至死亡的一类中药。

（1）凭医师签名正式处方,每次处方剂量不超过 2 日极量。

（2）处方中为注明"生用"的,配方时应付炮制品种。

（3）处方一次有效,取药后处方保留 2 年,在发票注明"处方保留"。

（4）毒性中药的保管:"五专":专人管理、专柜加锁、专用账册、专用处方、专册登记。

《医疗用毒性药品管理办法》所列毒性中药共 28 种:砒石(红砒、白砒)、砒霜、水银、生马钱子、生川乌、生草乌、生白附子、生附子、生半夏、生南星、生巴豆、斑蝥、青娘虫、红娘虫、生甘遂、生狼毒、生藤黄、生千金子、生天仙子、闹羊花、雪上一支蒿、红升丹、白降丹、蟾酥、洋金花、红粉、轻粉、雄黄。

（十）戥秤的使用和称量

调配中药处方常用的戥秤有大小两种,大的主要用于调配一般饮片药物处方,其称量范围在 1 ~ 500 g,小的主要用于调配一些细料贵重药和毒性中药处方,称量范围在 200 mg 至 50 g。

抓药时戥秤的正确用法应为"秤杆不过鼻尖,秤砣挂小指端,抓药用前三指",称量时,秤杆放在左手中指端和虎口(合谷穴)上,用右手前三指抓药,靠左手中指和示指的伸屈活动来带动砣绳的进退移动。

戥秤主要由戥(子)盘、戥(子)锤、戥(子)杆三部分组成(图 1 - 2)。

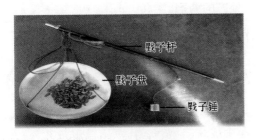

戥子杆

戥子盘

戥子锤

图1-2 戥秤的结构

1. 戥秤的操作

（1）用左手虎口和示指、中指挟持戥杆，无名指、小指拢住戥绳。

（2）戥盘靠近药斗。右手拉斗、抓药，手心向上将药取出，至戥盘上方翻手放药。

（3）右手提毫使戥盘悬空，左手拇、示指将戥砣绳移至所需的星上，左手稍离开戥杆，提戥齐目。

称量顺序一般可按处方上药名的排列顺序进行称取、放置，不得相混，以便于检查核对，注意称量正确，不得手抓估计。称量时一般采用减重法倒药。即一次称总量，而后分次倒药，待处方上药叶全部抓齐后，应检查各味药物、药量与处方是否符合，为了便于复核检查倒放药物，应对体积大的药物，如茵陈、丝瓜络等可先称倒在药盘（纸）的中心，然后将其他药物，按一定方向绕倒其四周，也可先称其他药物，最后称量体积大的药物，放在它药的上面，对易抛散滚动颗粒性药物，如蔓荆子、苏子等最好最后称量，倒在它药中间，以免抛散损耗。

2. 戥秤的使用注意

（1）每个戥子的盘、砣不可随意换用。

（2）戥砣的重量是固定的。

（3）戥盘与戥杆连接的三条线绳（或金属链）长短相同，全部展开时戥盘呈水平状态。

3. 戥秤保养

（1）轻拿轻放，避免盘、砣、杆、刀口碰撞损伤。

（2）保持干燥洁净，避免金属部分生锈。

（3）砣不离戥，戥绳永远要套在戥杆上。

（4）每年到标准计量单位检查一次戥秤等衡器，以保证准确。

四、实践内容

（一）戥秤的使用操作练习

1. 将全班学生分成若干组，6个人一组。

2. 教师针对本节上课内容，准备若干种不同的药物及重量。

3. 要求每组学生，最好每位学生对一种药品进行称量并进行记录。

4. 完成操作。

（二）按照处方调配的一般程序进行下述中药处方的调剂

××中医院

门 诊 处 方

（中药饮片）

费别：公费／自费

NO：000001

科室：脑病科

2009 年 11 月 25 日

姓名	于××	性别	男／女	年龄	63 周岁
		门诊病历号		2669883	

单位或家庭住址　　　　　　　　朝阳区六里屯 15 号

临床诊断及证型　　　　　　　　中风　气虚血瘀型

RP：

　　黄芪 20 g　当归尾 15 g　赤芍 10 g　川芎 10 g

　　地龙 10 g　桃　仁 10 g　红花 10 g

　　　　　5 剂　每日 1 剂　水煎 400 ml

　　　　　分早晚两次空腹温服

医　师　　　王××　　　　药品金额及收讫章　　　37.5 元

审核　　刘××　　调配　　李××　　核对　　张××　　发药　　赵××

注：1. 本处方 2 日内有效

2. 取药时请您当面核对药品名称、规格、数量

3. 延长处方用量时间原因：慢性病　老年病　外地　其他

（三）了解方剂并进行调剂

吴茱萸汤

【方论】

　　方中吴茱萸温肝暖胃,散寒降浊为君;重用生姜辛散寒邪,温胃止呕为臣;人参、大枣补虚益胃,甘缓和中,共为佐、使。诸药合用,共奏温补降逆之功。

　　【来源】　备急千金要方,孙思邈,650。

　　【处方】　吴茱萸 6 g,防风、桔梗、干姜、甘草、细辛、当归各 3 g,干地黄 9 g。

　　【用法】　上八味,咀嚼。以水 800 ml,煮取 300 ml,去滓,分二次服。

　　【功用】　养血温经散寒。

　　【主治】　妇人先有寒冷,胸满痛,或心腹刺痛,或呕吐食少,或下痢,呼吸短促,产后益剧者。

五、思考题

1. 什么是特殊中药的调剂管理？主要内容有哪些？
2. 中药处方调配的一般程序包括哪些？
3. 处方管理制度的主要内容有哪些？
4. 男 83 岁；临床诊断为冠心病。开处方如下，分析是否合理用药，为什么？

西洋参 50 g，五味子 10 g，丹参 30 g，当归 30 g，川芎 10 g，肉苁蓉 80 g，白芍 80 g，远志 10 g，柏子仁 10 g，枸杞子 30 g，黄芪 50 g，薤白 15 g，生地 20 g，熟地 20 g，砂仁 10 g，人参 20 g，火麻仁 20 g，茯苓 20 g，炙甘草 15 g 为末，2 次/日，口服。

第五节　住院药房调剂工作

一、实践目的

通过住院药房调剂练习，熟悉住院药房调剂程序和作业方式，熟练完成不同科室治疗单的摆药及药品核对工作，在工作中能正确处理各种处方存在的问题。

二、实践器材

药品、各科药疗单 9 张、药盘、调剂用具。

三、实践指导

(一)方法步骤

1. 学生分为 3 人一组，分别扮演调剂人员、护士、复核人员。
2. 按照摆药工作程序操作，即：调剂人员从护士手中接收药疗单—审核—摆药—复核。
3. 调剂人员按照药疗单摆药，护士核对。
4. 护士按照药疗单摆药，调剂人员核对。
5. 调剂人员按照药疗单摆药，复核人员核对。
3 名学生进行角色互换，按同样方法进行练习。

(二)注意事项

仔细阅读药疗单，检查是否存在不合理用药。

(三)结果

评价标准同表 1 - 4。

四、思考题

1. 住院药房调剂作业方式有几种？
2. 摆药应注意哪些问题？

第六节　处方分析

一、实践目的

1. 了解处方分析常用的指标。
2. 能根据处方分析指标收集所需的数据资料。
3. 能对数据资料进行统计处理,并对统计结果进行分析解释,得出对临床有指导意义的结论。

二、实践器材

医院门诊医疗处方 100 或 200 张。

三、实践指导

1. 收集处方资料　到某市级医院药剂科收集近期一定时段(某年某月某日)医疗处方 100 或 200 张,亦可按科别如内科、外科收集处方资料。

2. 设置处方分析指标　分别以处方前记、处方正文和处方后记的书写规范性作为分析指标。

3. 处方数据统计　按照处方前记、处方正文和处方后记的分析指标,对处方资料分别进行统计,将统计结果填入表 1-5 和表 1-6。

表 1-5　处方前记和后记书写情况统计表

项目	出现错误(例)	占总错误百分率	占抽查处方百分率
缺姓名			
缺性别			
缺年龄或书写不当			
缺门诊号			
缺诊断			
缺科别			
缺医师签名			
缺配方人签名			
合计			

表 1 – 6　处方正文书写情况统计表

项目	出现错误（例）	占总错误百分率	占抽查处方百分率
药名写错			
药品不全			
药品规格写错			
用法不明确			
涂改后医师未签字			
其他不合格地方			
合计			

4. 结果分析

根据表 1 – 5 和表 1 – 6 的统计结果对处方书写规范进行分析，得出对临床有指导意义的结论。

（1）对表 1 – 5 结果分析。

（2）对表 1 – 6 结果分析。

5. 注意事项

（1）查阅处方过程中不得妨碍药剂科正常工作。

（2）数据记录要真实客观，录入过程认真严谨。

（3）处方使用中妥善管理，不得损坏或遗失，用完后及时完整归还。

（4）处方内容注意在一定范围内保密。

四、思考题

通过本次处方分析实践活动，你觉得处方分析有何意义？你有哪些收获？

第七节　药物不良反应监测

一、实践目的

1. 学会正确填写药品不良反应报告表。

2. 熟悉药学工作的环境，学会与患者的沟通，虚心向临床药师请教。

二、实践器材

药品不良反应/事件报告表见表 1 – 7。

三、实践指导

（一）收集资料

到市三级医院药剂科，在临床药师的指导下选定要进行药物不良反应调查的药物，调查开始前与患者沟通说明,同意后进行药品不良反应的调查。

(二)填表

将调查了解到的药物不良反应信息按要求填入。ADR 报告表。附:药品不良反应/事件报告表。

表 1-7　药品不良反应/事件报告表

首次报告□　　　　跟踪报告□　　　　　　　　　　　　　　　编码:＿＿＿＿＿

报告类型:新的□　严重□　一般□　　　　报告单位类别:医疗机构□　经营企业□　生产企业□

个人□　其他□＿＿＿＿＿＿

患者姓名:	性别:男□ 女□	出生日期: 年 月 日 或年龄:		民族:	体重(kg):		联系方式:
原患疾病:		医院名称: 病历号/门诊号:	既往药品不良反应/事件: 有□＿＿＿＿＿＿＿＿＿ 无□ 不详□ 家族药品不良反应/事件: 有□＿＿＿＿＿＿＿＿＿ 无□ 不详□				

相关重要信息:吸烟史□　饮酒史□　妊娠期□　肝病史□　肾病史□　过敏史□＿＿＿＿其他□＿＿＿

药品	批准文号	商品名称	通用名称(含剂型)	生产厂家	生产批号	用法用量(次剂量、途径、日次数)	用药起止时间	用药原因
怀疑药品								
并用药品								

不良反应/事件名称:	不良反应/事件发生时间:　年　月　日

不良反应/事件过程描述(包括症状、体征、临床检验等)及处理情况(可附页):

不良反应/事件的结果:痊愈□　　好转□　　未好转□　　不详□　　有后遗症□　表现:＿＿＿

死亡□　　直接死因:＿＿＿＿＿＿　死亡时间:　年　月　日

停药或减量后,反应/事件是否消失或减轻?　　是□　否□　不明□　未停药或未减量□

再次使用可疑药品后是否再次出现同样反应/事件?　是□　否□　不明□　未再使用□

对原患疾病的影响:不明显□　病程延长□　病情加重□　导致后遗症□　导致死亡□

关联性评价	报告人评价： 肯定□ 很可能□ 可能□ 可能无关□ 待评价□ 无法评价□ 签名： 报告单位评价： 肯定□ 很可能□ 可能□ 可能无关□ 待评价□ 无法评价□ 签名：			
报告人信息	联系电话：	职业:医师□ 药师□ 护士□ 其他□		
	电子邮箱：	签名：		
报告单位信息	单位名称：	联系人：	电话：	报告日期： 年 月 日
生产企业请填写信息来源	医疗机构□ 经营企业□ 个人□ 文献报道□ 上市后研究□ 其他□			
备注				

（三）注意事项

1. 重视调查前期的准备工作,包括向临床药师虚心请教,取得临床药师的支持和指导,学会与患者沟通,取得患者的配合。

2. 严格遵守医院的规章制度,在工作场所不得大声喧哗。

3. 选定的药品要有比较明显的药物不良反应。

4. 按照填表要求及时填写 ADR 报告表。

5. 填写完毕请临床药师审阅。

6. 集中统一上交任课教师批阅点评。

四、思考题

通过 ADR 调查,谈谈你对 ADR 的理解。

第八节　患者用药指导

一、实践目的

1. 熟悉用药指导的内容与方法、用药指导的必要性、药物具体的用法用量、药品剂型对疗效的影响。

2. 掌握不同性质药品储存保管的方法、药品不良反应的处理方法、按剂型分类的药品正确使用的方法、服用药品的特殊提示以及药品服用的适宜时间。

二、实践器材

1. 按剂型分类的各种药品,医疗器械等。

2. 中药材、西药、中成药摆放架,中药材、西药、中成药存放冰箱,药品储存库房等。

三、实践指导

(一)用药指导的内容

包括正确的服药方法、服药的适宜时间、用药注意事项、潜在的不良反应、不良反应的处理方法、服用药品的特殊提示等。

(二)用药指导的必要性

在窗口对患者或者家属进行用药指导,提高患者接受治疗的依从性,是药物治疗安全有效的重要保证。现在越来越多的患者都会主动要求药师提供用药指导,如果药师不具备足够的药学知识,业务不熟练,缺乏适当的沟通技巧,没有丰富的实际工作经验,对患者的询问回答得不到要领,是不能够满足患者要求的,甚至会引起患者的不满。在日常工作中,药房工作已不仅仅是照方发药,做好患者以及其家属的用药指导,开展药学咨询也是一项很重要的工作。

(三)药物用法用量的指导

药师在发药的同时如讲解一些药物保健和服药小常识,就会使患者掌握科学的服药方法,获得用药知识,有益于疾病的痊愈。

1. 对于一些内服药物,在服用时有特别注意事项的,就要求药师在配方发药时交代一句,引起患者的重视。例如治疗骨质疏松的药物阿仑膦酸钠片,要求患者必须在每天第一次进食前至少半小时,用大量的白开水送服,增加药物的吸收,而且在服药后应避免躺卧,减少食管不良反应的发生。药师的适时提醒,将有利于患者经济合理地用药及最大限度地降低不良反应的发生。

2. 胃肠道疾病是常见的疾病,按其病种、病情的需要和药物作用机制的特点,掌握好用药的时间和方法,才能获得最佳疗效。胃动力药如多潘立酮、甲氧氯普胺、西沙必利等,均具有增强胃肠道蠕动功能,从而促进胃中食物排空,对恶心、呕吐、泛酸、嗳气和食后闷胀等症状具有良好的疗效,这类药物宜在饭前半小时服用,待进食时,药效恰好到达高峰;胃黏膜保护药物如硫糖铝等,则需在两顿饭之间服用;抑制胃酸分泌的药物如西咪替丁、雷尼替丁、奥美拉唑等,在疾病急性期,一般主张早晚各服一次,待病情缓解后,改为每晚服维持量。在配发这些药物时,药师应该主动告知患者服药的最佳时间,使患者获得最好的治疗效果。

3. 对于一些特殊用法的药物如外用药物、气雾剂、胰岛素笔芯注射剂等,对于第一次使用的患者因其不能掌握正确的使用方法,治疗的效果就会受到相应的影响,而达不到应有的治疗效果。例如有的患者抱怨医师开给他的鼻喷剂没有效果,在仔细询问后发觉他使用鼻喷剂的方法不当,没有在按压喷雾器的同时吸气,药物没有达到有效作用部位而贻误了病情。如果药师在发药的同时嘱咐患者一句,就不会造成患者身体上和经济上的双重损失。

(四)药物可能产生的不良反应及对策

如发生药品不良反应的症状,作为患者首先要停止服用发生药品不良反应的可疑药品,并向医师咨询。可疑症状如确属药品不良反应,今后应慎重服用该种药品。如果不良反应十分严重,应避免再服用同样的药物。如果不良反应已发生且非常严重,应该去医院就诊治疗,及时使用有助于药物从体内排出,保护有关脏器功能的其他药品。根据《药品不良反应报告与监测管理办法》的规定,个人发现药品的可疑不良反应,应向各级食品药品监督管理局药品不良反应监测中心报告。

国家对药品不良反应实行逐级、定期报告制度。严重或罕见的药品不良反应应随时报告,必要时可以越级报告,也就是可以直接向国家食品药品监督管理局报告。

(五)药品剂型对疗效的影响

药物剂型是使用药物的必要形式,而药物又是通过其剂型发挥作用的。药物剂型多种多样,但无论是那一种剂型,不仅仅需要根据不同的疾病,不同的用药部位来选用,而且还要考虑到对人体的安全、有效、稳定、准确、方便。目前各种新剂型不断涌现,如植入剂、贴剂、脂质体、纳米粒等,使用时请注意选择。

1. 同一药物,剂型不同,其药理作用不同

有少数药物由于应用的剂型不同,其药理作用完全不同。例如:硫酸镁注射吸收后抑制中枢神经,有松弛骨骼肌、镇静及降低颅内压等作用,口服可用来导泻,外用则消炎止痛。甘油,外用有吸湿、保湿作用,使局部组织软化,直肠给药可用于治疗便秘,与抗坏血酸钠配成复方注射剂静脉给药可降低眼压,用于青光眼的治疗,加等量生理盐水口服即为脱水剂,一般用于治疗脑水肿。酒石酸锑钾制成注射剂用于治疗血吸虫病,但少量口服(复方甘草合剂)则作为祛痰药。醋酸氯己定(洗必泰)的水溶液或醇溶液为外用杀菌剂,但制成栓剂用于治疗妇科阴道炎或宫颈糜烂有较好的治疗效果。

2. 同一药物,剂型不同,其作用的快慢、强度、持续时间不同

氨茶碱为支气管扩张药,它可以制成注射剂、片剂、栓剂、长效制剂等几种不同的剂型。注射剂是速效的,适宜于哮喘发作时应用;栓剂直肠给药,避免了氨茶碱对胃肠道的刺激,减少了心搏较快的副作用,且吸收较快,维持药效时间较长;缓释片剂可维持药效达 8～12 小时,保持了血药浓度平稳,避免了峰谷现象,减少了服药次数,使哮喘患者免于夜间服药。此外还有硝酸甘油药膜在体内起效的时间比片剂快 3 倍等。

3. 同一药物,剂型不同,其副作用、毒性强度不同

吲哚美辛(消炎痛)开始用于临床时为片剂,其 1 日剂量为 200～300 mg,消炎镇痛作用虽然好,但副作用也多,如头痛、失眠、呕吐、耳鸣、胃出血等。其主要原因是片剂在保存中逐渐硬化而影响崩解度,所以吸收量很低,生物利用度差,如果剂量加大时副作用就更大。如制成栓剂给药,就可以避免药物直接作用于胃肠黏膜引起的一系列胃肠道反应,特别是对于长期使用者用药更为安全。

4. 同一药物,制成不同剂型、规格时,其疗效各异

肠溶阿司匹林 0.3 g/片,有解热、镇痛、抗风湿作用,而 0.025 g/片则能抑制血小板聚集,降低血小板黏附率,阻止血栓形成。

此外,同一药物,制成同一剂型,由于处方组成及制备工艺不同,作用快慢及副作用等也会不同。比如阿司匹林栓剂、红霉素片、四环素片由于不是同一厂家的产品,或不是同一批号的产品,其粒子大小、粒径类型、原料晶型、赋形剂和辅料的种类和用量、包衣材料以及工艺条件不同,都会导致生物利用度的明显差异,影响药品的疗效。再比如灰黄霉素微粉化可使其体内溶解速率加快,胃肠道吸收量增多,疗效增加 1 倍。

总之,药物与剂型之间有着密切的关系,药物本身的疗效虽然是主要的,但剂型对药物疗效作用的发挥和毒副作用的控制,在一定条件下还是起着至关重要的作用。

(六)患者依从性

1. 患者缺乏依从性产生的后果

(1)治疗失败。

（2）严重中毒。

（3）干扰临床实验结果。

2．提高依从性的方法

（1）简化治疗方案：如采用每天给药一次的长效制剂及缓释或控释制剂。

（2）改善服务态度：如医师、药师通过与患者沟通和宣传教育，让患者自觉提高用药依从性。

（3）加强用药指导：如在门诊设立用药咨询窗口，发放"用药指导"等宣传材料。

（4）改进药品包装：如可采取单剂量的普通包装或一日量的特殊包装。

（七）剂型的正确使用

1．正确服用滴丸

（1）滴丸是一种较新颖的中成药，外观为一种固体，在体液中随着基质的溶解，使药物迅速以分子或微粒释放出来，被人体迅速而完全的吸收，具有高效、速效的功能。主要供口服用，亦可供外用和局部如眼、耳、鼻、直肠、阴道等使用。

（2）滴丸剂一般多用于病情急重者，如冠心病、心绞痛、咳嗽、急慢性支气管炎等。服用中药滴丸时应注意：①仔细了解药物的服法，剂量不能过大。②宜以少量温开水送服，或直接含于舌下。③服后宜休息片刻，一般在 10 分钟左右。④滴丸在保存时不宜受热。

2．正确服用泡腾片

（1）泡腾片指药物与辅料制成的药片，溶于水后能产生大量二氧化碳而呈泡腾状。其溶解后口感酸甜而易于服用，多用于可溶性药物的片剂，如泡腾维生素 C 片等。

（2）泡腾片应用时宜注意：①一般宜用 100～150 ml 的凉开水或温水浸泡，待完全溶解或气泡消失后再饮用；②不应让幼儿自行服用，严禁直接服用或口含；③药液中有不溶物、沉淀、絮状物时不能服用；④储存时应注意密闭、避免受热或受潮。

3．正确服用咀嚼片　咀嚼片是指可以在口腔中咀嚼，在胃肠道发挥全身作用的片剂。咀嚼片常见的有维生素类、解热药等的片剂，或治疗胃病的氢氧化铝、硫糖铝、三硅酸镁等咀嚼片，可加速崩解，提高疗效。

（1）用时在口腔内的咀嚼的时间宜长一点，一般可咀嚼 5～6 分钟，如复方胃舒平、氢氧化铝片，嚼碎后进入胃中很快地在胃壁上形成一层保护膜，从而减轻胃内容物对胃壁溃疡的刺激；如酵母片，因其含有黏性物质较多，如不嚼碎易在胃内形成黏性团块，影响药物的作用。

（2）咀嚼后可用少量温开水送服。

（3）用于中和胃酸时，宜在餐后 1～2 小时服用。

4．舌下片

（1）给药应迅速，放于舌下，不要咀嚼或吞咽；含服时间一般控制 5 分钟。

（2）含后 30 分钟内不宜吃东西或饮水。

5．含漱剂

（1）所含成分多为消毒防腐剂，不宜咽下或吞下。

（2）含漱后不宜马上吃东西或饮水。

6．正确使用滴眼剂　滴眼剂指药物制成供滴眼用的灭菌澄明溶液或混悬液。

（1）应用滴眼剂前宜做好准备：保持仰卧位或坐位，头略后仰；左手取一干棉球置于下眼睑处，并轻轻拉下，以露出下穹隆部，右手滴一滴眼药于下穹隆部结膜囊内后，轻提上眼睑覆盖眼球,使药液充满整个结膜囊内。

(2)以干棉球拭去溢出的眼药水,闭眼休息1~2分钟。

(3)用时先要核对药品名称、浓度,尤其对散瞳、缩瞳药更应谨慎;继而检查药液澄明度、色泽,如发现有异物、浑浊可丢弃不用。对未开封的塑料瓶装滴眼剂,瓶头要用经酒精棉球擦过的剪刀开一小口,防止污染瓶口。如滴眼液是混悬剂,则滴前需摇匀。

(4)滴药时不可距眼太近,以离眼睑2~3 cm的距离最为适宜,勿使滴管口碰及眼睑或睫毛,以免污染。

(5)一般先滴右眼后左眼,如左眼病较轻则先左后右,以免交叉感染。如数种药品同用则须稍有间歇。

(6)硫酸阿托品、氢溴酸山莨菪碱、硝酸毛果芸香碱等药液有毒性,滴后应压迫泪囊区2~3分钟,以免流入泪囊和鼻腔,经黏膜吸收中毒。

(7)不宜多次打开使用,如药液出现浑浊或变色,切勿使用。

(8)如滴眼剂与眼膏剂同时用,应先滴药水后涂眼膏。

7. 正确使用眼膏剂　眼膏剂指在无菌状态下,用经灭菌的药物与软膏基质均匀配制而成的软膏,供眼部使用。

使用眼膏剂时,宜按下列步骤。

(1)清洁双手,用消毒的剪刀剪开眼膏管口。

(2)头部后仰,眼往上望,用示指轻轻将下眼睑拉开成一袋状。

(3)压挤眼膏剂尾部,使眼膏成线状溢出,将约1 cm长的眼膏挤进下眼袋内(如眼膏为盒装,将药膏抹在玻璃棒上涂敷下眼睑内),轻轻按摩2~3分钟以增加疗效,但注意不要使眼膏管口直接接触眼或眼睑。

(4)眨眼数次,力使眼膏分布均匀,再闭眼休息2分钟。

(5)用脱脂棉擦去眼外多余的药膏,盖好管帽。

(6)多次开管和连续使用超过1个月的眼膏不要再用。

8. 正确使用滴耳剂　滴耳剂指供滴入耳腔内的外用制剂,主要用于耳道感染或疾患。如耳聋或耳道不通,不宜应用,另对耳膜穿孔者也不要使用滴耳剂。

(1)将滴耳剂的用手捂热以接近体温。

(2)使头部微向一侧,患耳朝上,抓住耳垂轻轻拉向后上方使耳道变直,一般1次滴入5~10滴,1日2次或参阅药品说明书的剂量。

(3)滴后稍休息5分钟,更换另耳。

(4)滴耳后用少许药棉塞住耳道。

(5)注意观察滴耳后是否有刺痛或烧灼感。

(6)若连续用药3日患耳仍然疼痛,应停止用药,并向执业医师或执业药师咨询。

9. 正确使用滴鼻剂　滴鼻剂指专供滴入鼻腔用的液体制剂(含中药)。

(1)滴鼻前先呼气。

(2)头部向后仰依靠椅背,或仰卧于床上,肩部放一枕头,使头部后仰。

(3)对准鼻孔,瓶壁不要接触到鼻黏膜,一次滴入2~3滴,儿童1~2滴,一日3~4次或每次间隔4~6小时。

(4)滴后保持仰位1分钟,再坐直,用嘴呼吸。

（5）如滴鼻液流入口腔，可将其吐出。

（6）过度频繁或延长使用时间可引起鼻塞症状的反复。若连续用药 3 日以上，症状未改善应向执业医师咨询。

（7）严格掌握用量，尤其是含有毒性药品的滴鼻剂应注意不得过量，以免引起中毒。

10. 正确使用气雾剂　使用气雾剂吸入治疗是治疗哮喘的有效方法之一，吸入治疗的效果与吸入装置及正确的使用方法有关。

（1）压力定量气雾吸入器：压力定量气雾吸入器是由药物、推进剂、表面活性物质或润滑剂三种成分组成。使用此种吸入装置的气雾剂有万托林气雾剂、喘康速气雾剂、爱全乐气雾剂、必可酮气雾剂、辅舒酮气雾剂、普米克气雾剂等。

（2）干粉吸入器：干粉吸入器是通过使用者主动吸入空气的动能分散药物微粒，干粉雾颗粒的流速与使用者的吸气流速相吻合。

国内常用的干粉吸入器有三种：储存剂量型涡流式干粉吸入器，俗称都保，如普米克都保、奥克斯都保、信必可都保。使用方法：①旋转并移去瓶盖。②检查剂量指示窗，看是否还有足够剂量的药物。③一手拿都保，另一手握住底盖，先向右转到底再向左转到底，听到"咔"一声，即完成一次剂量的充填。④吸入之前，先轻轻地呼出一口气（勿对吸嘴吹气），将吸嘴含于口中，并深深地吸口气，即完成一次吸入动作。⑤吸药后屏气 5 ~ 10 秒。⑥用完后将瓶盖盖紧。

另一种为旋蝶式干粉吸入器如必酮蝶和喘宁蝶。旋蝶式干粉吸入器的使用方法：此类吸入装置是专为吸入使用而设，配备一个蝶式吸纳器。必酮蝶和喘宁蝶的每个小泡内盛有非常细微的相应药物，由双层箔片保护着，8 个小泡有规律地分布在蝶上。使用时将蝶片放入旋蝶式干粉吸入器内，吸纳器上的刺针会刺穿蝶片上的一个小泡，将里面的药物粉末放在蝶式吸纳器里，患者只需轻轻一吸（即使吸气速率极低），便可以将药物送到肺部。这对儿童和老年人来说也是很容易操作的。

（3）准纳器，如舒利迭。

准纳器的使用方法（图 1 - 3）。①打开准纳器，一手握住准纳器外壳，另一手的大拇指放在拇指柄上，向外推动拇指柄直至滑盖完全打开。②药物备置，一手握住准纳器，另一手拇指向外推动准纳器的滑动杆直至发出咔哒声，表明准纳器已将一个剂量药物备好以供吸入。在剂量指示窗口有数字显示（不要随意拨动滑动杆以免造成药物的浪费）。③握住准纳器并使远离口腔，在保证平稳呼吸的前提下，尽量呼气，切记不要将气呼入准纳器中。④将吸嘴放入口中，双唇紧密包含准纳器吸嘴（切勿漏气），深深地平稳地吸气，将药物吸入口中，屏气约 10 秒。⑤拿出准纳器，缓慢恢复呼气（以免将吸入药物再呼出），吸药完毕。⑥关闭准纳器，将拇指放在拇指柄上，将滑盖恢复原位，发出卡哒声表明关闭，滑动杆自动归位，并复位。

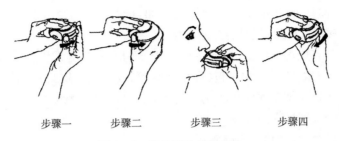

步骤一　　　步骤二　　　步骤三　　　步骤四

图1-3　准纳器的使用方法

如果需要吸入两吸药物,必须关闭准纳器后,重复步骤1~4。

注意:建议所有的气雾剂使用后都要用多次清水漱口,去除上咽部残留的药物,避免声音嘶哑、口腔霉菌等副作用。

11. **正确使用阴道栓**　女性的阴道上端连于子宫,下端以阴道口开口于阴道前庭,长7~10 cm,极易受病原微生物的侵袭,发生真菌性、滴虫性或细菌性阴道炎。阴道栓是一种外观类似球形、卵形或鸭嘴形供塞入阴道的固体,重量一般为3~5 g,熔点与体温接近。

应用阴道栓时宜注意。

(1)洗净双手,除去栓剂外封物。如栓剂太软,则应将其带着外包装放在冰箱的冷冻室或冰水中冷却片刻,使其变硬,然后除去外封物,用清水或润滑剂涂在栓剂的尖端部。

(2)患者仰卧床上,双膝屈曲并分开,露出会阴部,将栓剂尖端部向阴道口塞入,并用手以向下、向前的方向轻轻推入阴道深处。置入栓剂后患者应合拢双腿,保持仰卧姿势约20分钟。

(3)在给药后1~2小时内尽量不排尿,以免影响药效。

(4)最好在临睡前给药,以使药物充分吸收,并防止药栓遇热溶解后外流。月经期停用,有过敏史者慎用。

12. **正确使用肛门栓**　肛门栓是一种外观似圆锥形或鱼雷形的固体,熔点与体温接近,塞入后能迅速熔化、软化或溶解,产生局部和全身的治疗作用。应用时要依次进行:

(1)在夏季,炎热的天气会使栓剂变得松软而不易使用,应用前宜将其置入冰水或冰箱中10~20分钟,待其基质变硬。

(2)剥去栓剂外裹的铝箔或聚乙烯膜,在栓剂的顶端蘸少许凡士林、植物油或润滑油。

(3)塞入时患者取侧卧位,小腿伸直,大腿向前屈曲,贴着腹部;儿童可爬伏在大人的腿上。

(4)放松肛门,把栓的尖端向肛门插入,并用手指缓缓推进,深度距肛门口幼儿约2 cm,成人约3 cm,合拢双腿并保持侧卧姿势15分钟,以防栓被压出。

(5)尽力憋住大便,力争在用药后1~2小时不解大便。

(6)有条件时,在肛门外塞一点脱脂棉或纸巾,以防基质熔化漏出而污染被褥。

13. **透皮贴剂**　不要贴敷于皮肤破损、溃烂渗出、红肿部位和皮肤皱褶处、四肢下端或紧身衣下。

14. **正确使用软膏剂(或乳膏剂)**　软膏剂指药物与适宜基质混合制成的半固体外用制剂。乳膏剂又称霜剂。

外用软膏和乳膏剂时宜注意:

（1）涂敷前先将皮肤清洗干净。

（2）对有破损、溃烂、渗出的部位不要涂敷。如急性湿疹,在渗出期采用湿敷方法可收到显著的疗效,若用软膏反可使炎症加剧、渗出增加。

（3）涂敷部位若有烧灼或瘙痒、发红、肿胀、出疹等反应,应立即停药,并将局部药物洗净。

（4）部分药物(尿素)涂后采用封包(即用塑料膜、胶布包裹皮肤)可显著地提高角质层的含水量,含水量可由 15％ 增至 50％,既增加药的吸收,亦可提高疗效。

（5）涂敷后轻轻按摩可提高疗效。

（6）不要涂在口腔、眼结膜等部位。

15. 缓控释制剂

（1）用药前一定要看药品说明书或请示医师。

（2）外文药名标注"SR"(sustained – release)、"ER"(extended – release),属于缓释制剂。

（3）除另有规定外,应整片整丸吞服,严禁嚼碎或击碎分次服用以免失去缓释效果且不能在短时间内多次服用,以防药物在体内积蓄产生不良反应。

16. 肠溶片

（1）常见药物:肠溶阿司匹林、口服维生素 B_{12}、复方阿嗪米特、红霉素肠溶片、麦迪霉素肠溶片、胰酶肠溶片、淀粉酶、多酶片等。

（2）特点:药物外面包上一种物质(肠溶衣),使药物在胃液中不溶解,而在肠液中能够溶解、吸收的一种片剂。

（3）目的

①许多药物在胃液酸性条件下不稳定,易分解失效;还有的药品只有在肠道中才能够更好的吸收。

②为了减少药物对胃的刺激。因为药物在胃液酸性条件下对胃黏膜有刺激性,为了充分发挥药物的治疗作用,同时减少副作用。

（4）使用注意事项:不可将药片掰开、嚼碎或研成粉末服用,应整片吞服。

17. 胶囊　分为硬胶囊和软胶囊两种。

常见硬胶囊药物:伤风胶囊、头孢氨苄胶囊、阿莫西林胶囊、诺氟沙星胶囊等。

常见软胶囊药物:维生素 E 胶囊、藿香正气胶囊等。

（1）胶囊的作用

①掩盖药物的苦味、臭味和不良气味。如大部分抗生素都是苦味。

②某些药物在胃中易被破坏或对胃有较强刺激性,常制成胶囊,以确保胶囊到达碱性的十二指肠内才溶解,以保证药物效力充分发挥。

③有些胶囊是缓释胶囊,必须完整吞服,才能使药物以均衡的剂量释放,发挥最佳药效。

（2）注意:如果剥去胶囊,把药物倒出来,将破坏胶囊的缓释特性,达不到缓释的目的。另外,胶囊内的药物有规定的剂量,剥开后容易撒失药粉,导致服用计量不准确,不利于治疗。

（3）正确服用方法:在服药前先漱漱口,或先喝些温水以湿润喉咙,然后将药片或胶囊放在舌的后部,喝一口水咽下。如果担心胶囊过大,可能卡在嗓子里,可先含一口水,再将胶囊放入口腔,由于硬胶囊较轻,会漂浮在口腔的水上面,只要低头吞咽(千万不要仰头),就可以将胶囊吞下。

18. 含硝酸甘油的姿势　冠心病患者最宜采取半卧位或将身体靠在椅子上或坐在沙发上,

含药后静坐 15 分钟,以防不测。

不使用平卧位含服和站立含服。

注意用药期间从卧位或坐位突然站起时需谨慎,以免突发体位性降压。舌下含硝酸甘油片时,注意不能平卧,否则回心血量增加,心肌耗氧量增加易致药物作用减弱;舌下含药时也不能站立,因这样容易猝死跌倒或晕厥。

(1)硝酸甘油的保管:必须避光保存,最好放在棕色的药瓶中,而不要放在白色的药瓶中,更不能放在纸袋中。在需要急救时,一定要注意取出药片后迅速将药瓶盖上,以免潮解。

(2)注意:并不是每一位心绞痛的患者都能含硝酸甘油。

①脑出血或头颅外伤。因本品可使颅内压增高。

②严重贫血患者。应用本品时,可能加重心脏负担。

③青光眼患者禁用。因本品可增高眼内压,可诱发青光眼急性发作。

(八)一些药品服用的适宜时间

1. 清晨　通常指清晨空腹服用。

(1)提高药效:如驱虫药,大部分驱虫药要求在空腹或半空腹时服下,增加药与虫体的直接接触,增强疗效。若在饭后服,就难以达到治疗目的。有些药品如氨苄西林、诺氟沙星等宜在饭前或饭后 2 小时左右半空腹状态下服用,疗效较好,因食物会影响其生物利用度。

(2)适应生物钟规律:如降压药,人体的血压有"两峰一谷",在晨、午各出现一次高峰或血压曲线形态呈长柄勺形状。因此,为有效控制血压,一日仅服一次的长效降压药如氨氯地平、依那普利、索他洛尔、复方利血平氨苯蝶啶片(北京降压 0 号)等,以早晨 7 时左右为最佳服用时间。

(3)抗抑郁药:抑郁的症状如忧郁、焦虑、猜疑等常表现晨重晚轻,氟西汀(百忧解)、帕罗西汀(赛乐特)宜于晨服。

(4)迅速显效:如盐类泻药,硫酸镁盐类泻药在晨服可迅速在肠道发挥作用,服后 5 小时可致泻。

2. 餐前

(1)使药物迅速通过胃进入肠,如鞣酸蛋白、多数降糖药、抗生素等。

(2)使药物充分作用于胃部,如氢氧化铝等胃黏膜保护药、促胃动力药。

3. 餐中

(1)减少胃肠道反应:如降糖药二甲双胍、阿卡波糖、格列美脲宜餐中服。阿卡波糖应随第一口餐吞服,以减少对胃肠道的刺激。格列美脲于第一次就餐时服。非甾体类抗炎药(吡罗昔康等)、抗血小板药噻氯匹定、抗结核药(对氨基水杨酸钠、乙胺丁醇)。

(2)提高药效,如灰黄霉素(灰黄霉素难溶于水,如与脂肪餐同服后,可促进胆汁的分泌,促使人体吸收,可提高血浆浓度近 2 倍)、减肥药奥利司地、非甾体抗炎药舒林酸、吡罗昔康、熊去氧胆酸(餐中服可减少胆固醇分泌,有利胆结石溶解)。

(3)避免胃酸破坏:如消化药,表飞明、酵母、胰酶、淀粉酶宜在餐中吃,一是与食物混在一起以发挥酶的助消化作用,二是避免被胃液中的酸破坏。

4. 餐后

(1)减少胃肠道反应:如多数非甾体类抗炎药。

(2)增加药物吸收或作用时间:如维生素 B_1、维生素 B_2、西咪替丁、雷尼替丁、氢氯噻嗪。

5. 睡前

通常是指睡前 15~30 分钟服用。如催眠药,在药物生效时使患者迅速入睡;又如泻药大黄、酚酞等,服后 8~10 小时方能见效,故可在睡前服下,第二天早晨生效;再如胆囊造影剂,服后 12~14 小时才在胆囊出现,也宜晚上服药。需注意的是服药后要稍做活动,然后再卧床休息,不宜服药后立即卧床,以免药物滞留在食管,引起食管溃疡。

(1)适应生物钟规律:如催眠药、平喘药(预防哮喘易凌晨发作)、血脂调节药(肝脏夜间合成胆固醇)、缓泻药、钙剂等。

(2)减少副作用:如抗过敏药(服药后易瞌睡)。

6. 必要时服

通常是指患者在一般情况下不用,而在症状发作时或有特殊用途时服用,如解热药、镇痛药、止喘药和防晕药等。这些药品在使用时应注意用药间隔时间,不宜在短时间内反复使用,以免引起严重不良反应。

(九)指导患者读懂药品说明书

1. **慎用** 指的是用药时应小心谨慎。使用药物后应注意观察,若出现不良反应应立即停药,特别是儿童、老年人、孕妇及心、肝、肾功能低下者尤应慎重。

慎用不等于不能使用,一般来说,遇到必须使用慎用药品的情况,应在医师的指导下应用。

2. **忌用** 就是指避免使用或最好不用。如有些患者在服用某些药物后可能引起明显的副作用。如磺胺类药物对肾脏有损害作用,肾功能不良者忌用;异烟肼(抗结核药)对肝细胞有损伤作用,肝功能不良者应当忌用。

但当病情需要不得不使用某些忌用药物时,应当寻找药理作用类似但不良反应较小的其他药品代替。若非用某些药品不可时,则须同时应用能对抗或减弱其副作用的药品,将不安全因素减到最低限度。而家庭用药时,凡忌用药品最好不用。

3. **禁用** 就是绝对禁止使用。对禁用药品可以说无任何选择余地。因为患者一旦服用,就会出现严重的不良反应或中毒,如中药巴豆、牵牛、麝香、水蛭等药,孕妇绝对禁用。胃溃疡患者禁用阿司匹林,否则易造成胃出血甚至胃穿孔。吗啡有抑制呼吸中枢的作用,故支气管哮喘及肺源性心脏病患者禁用。

(十)服用药品的特殊提示

1. **服后宜多饮水的口服药物**

(1)平喘药:服用茶碱或茶碱控释片、氨茶胆茶碱、二羟丙茶碱等,由于其具有利尿作用,使尿量增加多而易致脱水,出现口干、多尿或心悸;同时哮喘者又往往同时伴有血容量较低。因此,宜注意适量补充液体,多喝白开水或橘汁。

(2)利胆药:苯丙醇、羟甲香豆素、去氢胆酸和熊去氧胆酸可引起胆汁过度分泌和腹泻,服用时应尽量多喝水。

(3)服用蛋白酶抑制剂:如雷托那韦、茚地那韦、奈非那韦、安普那韦、洛匹那韦等(鸡尾酒疗法),可能形成尿道结石或肾结石,为避免发生结石宜增加进水量。

(4)双膦酸盐:双膦酸盐对食管有刺激性,其中阿仑膦酸钠、羟乙膦酸钠、丙氨膦酸二钠、氯屈膦酸钠在用于治疗高钙血症时,可致电解质紊乱和水丢失,故应注意补充液体,使一日尿量达 2000 ml 以上。同时嘱咐患者在服药后不宜立即平卧,需站立 30 分钟。

(5)抗痛风药:应用排尿酸药苯溴马隆、丙磺舒、别嘌醇时应多饮水,使一日尿量在

2000 ml以上,同时应碱化尿液,以防止尿酸在泌尿道沉积形成结石。

(6)排尿结石药:服用中成药排石汤、排石冲剂或西药消石素、消石灵后,都宜多饮水,保持一日尿量在3000 ml左右,以冲洗尿道,减少尿盐沉淀的机会。

(7)磺胺药:在尿液中的浓度高,可形成结晶性沉淀,易发生尿路刺激和阻塞现象,出现结晶尿、血尿、疼痛和尿闭。在服用磺胺嘧啶、磺胺甲噁唑和复方磺胺甲噁唑(复方新诺明)后宜大量饮水,以尿液冲走结晶,有条件时可加服碳酸氢钠(小苏打)以碱化尿液,促使结晶的溶解度提高一些。

(8)氨基糖苷类抗生素:如链霉素、庆大霉素、卡那霉素对肾脏的毒性大,虽在肠道不吸收或吸收甚微,但多数在肾脏经肾小球滤过,尿液中浓度高,浓度越高对肾小管的损害越大,宜多喝水以稀释并加快药品的排泄。

2.饮食及吸烟对药品疗效的影响

(1)饮酒

①降低疗效

a.抗痛风药别嘌醇可使尿酸生成减少,饮酒会降低其抑制尿酸生成的效果。

b.服用抗癫痫药苯妥英钠,饮酒会加快其代谢速度,使药效减弱,癫痫发作不易控制。

c.服用利血平、复方利血平、复方双肼屈嗪,饮酒会减弱降压效果,可使血压急剧升高,导致高血压脑病。

d.饮酒可使维生素B_1、维生素B_2、烟酸、地高辛、甲地高辛的吸收明显减少。

e.酒可使茶碱的吸收率增加,还可使茶碱缓释片中的缓释剂溶解,失去缓释作用。

f.服用卡马西平,饮酒可降低患者对该药的耐受性。

②增加不良反应发生的几率

a.甲硝唑、替硝唑、头孢曲松、头孢哌酮、氯丙嗪可抑制乙醇脱氢酶的活性,使血中的乙醛浓度增高,出现"双硫仑样反应"。如服用呋喃唑酮1周前后,饮用少量酒也会出现面部潮红、心动过速、恶心、呕吐、头痛等反应。

b.在服用苯巴比妥、佐匹克隆、地西泮、利培酮等药期间应禁酒。因为乙醇也是镇静剂,可增强镇静药、催眠药、抗抑郁药、抗精神病药对中枢神经的抑制作用。

c.服用解热镇痛药阿司匹林、吲哚美辛、布洛芬与阿西美辛等饮酒会加重药物对胃肠黏膜的刺激,增加发生胃溃疡或出血的危险。因为乙醇可刺激胃肠黏膜。

d.酒可降低血糖水平。口服降糖药时饮酒易出现低血糖症状。

e.酒可干扰胆碱的合成而增加肝毒性、神经毒性。癌症患者使用氟尿嘧啶、甲氨蝶呤等化疗药时,不宜饮酒。

f.长期饮酒易形成肝硬化或脂肪肝,使药物代谢迟缓。

(2)喝茶

茶叶中含有大量的鞣酸、咖啡因、儿茶酚、茶碱,其中鞣酸能与多种含金属离子的药品如钙(乳酸钙、葡萄糖酸钙)、铁(硫酸亚铁、乳酸亚铁、葡萄糖酸亚铁、琥珀酸亚铁)、钴(氯化钴、维生素B_{12})、铋(乐得胃、迪乐)、铝(氢氧化铝、硫糖铝)结合而发生沉淀,从而影响药品的吸收。

茶叶中的鞣酸还能与胃蛋白酶、胰酶、淀粉酶、乳酶生中的蛋白结合,使酶或益生菌失去活性,减弱助消化药效。鞣酸与四环素(胍甲环素、米诺环素、多西环素)、大环内酯类抗生素(螺旋霉素、麦迪霉素、交沙霉素、罗红霉素、阿奇霉素)相结合而影响抗菌活性;反之四环素、大环内酯抗生素同时也可抑制茶碱的代谢,增加茶碱的毒性,常致恶心、呕吐等不良反应,因此服用上述两类抗生素时不宜饮茶。另外,鞣酸也可与生物碱(麻黄素、硫酸阿托品、可待因、奎宁)、苷类(洋地黄、地高辛、人参、黄芩)相互结合而形成沉淀。

茶叶中的咖啡因与助眠药(苯巴比妥、司可巴比妥、佐匹克隆、地西泮、硝西泮、水合氯醛)的作用相拮抗;服用抗结核药利福平时不可喝茶,以免妨碍其吸收;茶叶中的茶碱可降低阿司匹林的镇痛作用。

浓茶中的咖啡因和茶碱能兴奋中枢神经,加快心率,不但加重心脏负担,且易引起失眠,与抗心律失常药的作用相悖。

(3)喝咖啡

①咖啡的主要成分是咖啡因,可提高人体的灵敏度,加速新陈代谢,改善精神状态,促进消化功能。但咖啡因易与人体内游离的钙结合,随后以结合物由尿液中排出体外,因此,长期饮用会致缺钙,诱发骨质疏松症。

②过量饮用咖啡,可致人体过度兴奋紧张、失眠、心悸、目眩、四肢颤抖等;对长期饮用者一旦停饮,容易出现大脑高度抑制,表现为血压下降、头痛、狂躁、抑郁等。

③咖啡因易与维生素 B_1 结合,引起维生素 B_1 缺乏症。

④咖啡可刺激胃液和胃酸的分泌,对有胃溃疡或胃酸过多的人不宜饮用。

⑤咖啡可兴奋中枢神经,可拮抗中枢镇静药、助眠药的作用,患有失眠、烦躁、高血压者不宜长期饮用。且过量饮用咖啡,也使抗感染药物的血浆浓度降低。

(4)食醋

食醋的成分为醋酸,浓度约5%,为弱酸性,若与碱性药(碳酸氢钠、碳酸钙、氢氧化铝、红霉素、胰酶)及中性药同服,可发生酸碱中和反应,使药品失效。

①磺胺药不宜与食醋同服:因前者在酸性条件下,溶解度降低,可在尿道中形成磺胺结晶,对尿路产生刺激,出现尿闭和血尿。

②氨基糖苷类抗生素不宜与食醋同服:应用氨基糖苷类抗生素(链霉素、庆大霉素、卡那霉素、奈替米星、阿米卡星)时应使尿液呈碱性,其目的有二:一是抗生素在碱性的环境下抗菌活性增加,二是此类抗生素对肾的毒性大,在碱性中可避免解离,宜多喝水并加快药的排泄。但食醋正与此相反。

③服用抗痛风药时不宜多食醋:宜同时服用碳酸氢钠,以减少药对胃肠的刺激和利于尿酸的排泄。

(5)食盐

盐又称氯化钠,对药效和某些疾病有一定的影响,正常人的体内总钠量为150 g,维持血液的容量和渗透压,但吃菜过咸或摄入盐量过多,既可增加体内血容量,使血压升高,又可诱发高钠血症。同时食盐过多可影响到两类药的效果,一是由于盐的渗透压的作用可使血容量增加,促发充血性心力衰竭或高血压,影响降压药的效果;二是食盐过多导致尿量减少,使利尿药的效果降低。因此,对有肾炎、风湿病伴有心脏损害、高血压患者,要严格限制食盐的摄取,建议一日的摄入量在6 g以下。

(6)脂肪

①缺铁性贫血患者服用硫酸亚铁时,大量摄入脂肪会抑制胃酸的分泌,减少铁的吸收量。

②多食脂肪促进胆汁的分泌,延缓胃排空的速度,使灰黄霉素的吸收显著增加,也有利脂

溶性维生素(维生素 A、维生素 D、维生素 E、维生素 K 和维 A 酸)的吸收。

(7)蛋白质

①高蛋白食物在肠内产生大量氨基酸,阻碍左旋多巴的吸收,使药效降低。

②服用皮质激素类可加速体内蛋白质的分解,宜吃高蛋白食物。

③异烟肼干扰鱼类所含蛋白质的分解,其中间产物酪胺在体内积聚,可致中毒。

(8)吸烟:吸烟能影响药品的吸收、作用和药效。

①烟草中含有大量的多环芳香烃类化合物,可增加人体肝脏中药酶的活性,加快对药品的代谢速度。如吸烟者服用安眠药地西泮(安定)、氯氮䓬(利眠宁)时,其血浆浓度和疗效均降低。又如服用西咪替丁治疗胃溃疡的患者,吸烟可延缓溃疡的愈合,而加重出血。

②吸烟可破坏维生素 C 的结构,使血液中的维 C 浓度降低。

③烟草中的烟碱可降低呋塞米的利尿作用;并增加氨茶碱的排泄,使其平喘作用减退和维持时间缩短。

④吸烟可使人对麻醉药、镇痛药、安定药、镇静药和安眠药的敏感性降低,药效变差,需要加大剂量来维持;同时降低抗精神病药氯丙嗪(冬眠灵)的作用,使患者易出现头晕、困倦、疲乏等不良反应。

⑤吸烟可促使儿茶酚胺释放,减少皮肤对胰岛素的吸收,降低胰岛素的作用。

一般的患者在服药前后,都知道忌食生冷、辛辣、油腻的食物,但却不知应当忌烟。这主要缘于吸烟者对烟草所致的环境和身体的危害性尚不完全清楚,或是掉以轻心,或吸烟与疾病的最重要的因果关联在一开始就被忽视了,弱化了对吸烟者的劝戒力度。

(十一)正确看待药物

1. 是药三分毒　理想药物应当高效低毒或无毒。但实际生活中不存在,任何一种药物(西药、中药)都会有不同程度的毒副作用。

2. 关于"好药"　不在于新、也不在于价高或进口,只要具备安全高效、价格低廉、服用方便的特性就是好药。

四、实践内容

(一)模拟训练

正确对患者进行用药时间与用药剂量的指导。

1. 将全班学生 6 个人一组,分成若干组。

2. 教师根据不同场景设置几个不同的情景案例。

3. 要求每组学生,在进行模拟前,必须将模拟内容熟悉,并能知晓相关的重点注意事项。

4. 从教师手中抽取案例,进行模拟训练。

(二)实训

对患者进行正确使用不同剂型药物的用药指导。

1. 将全班学生 6 个人一组,分成若干组。

2. 教师设置不同剂型药物如何使用的情景案例。

3. 要求每组学生,在进行模拟前,必须将模拟内容熟悉,并能知晓相关的重点注意事项。

4. 从教师手中抽取案例,进行模拟训练:①滴丸;②泡腾片;③咀嚼片;④舌下片;⑤含漱剂;⑥滴眼剂;⑦眼膏剂;⑧滴耳剂;⑨滴鼻剂;⑩气雾剂;⑪透皮贴剂;⑫软膏剂(或乳膏剂);

⑬缓控释制剂;⑭肠溶片;⑮胶囊;⑯含硝酸甘油的姿势。

具体要求:

(1)患者的情况可以由扮演患者的学生自由演绎。

(2)其他组的学生为评委,对模拟过程中存在的问题给予指出及评价。

(3)模拟完毕,其他学生可以给扮演学生提出建议。

(4)学生第一轮模拟练习结束可以互换角色,按同样的方法进行练习。

(三)口述、笔述

由学生根据教师的部署,口述或者笔述阴道栓、肛门栓的正确使用方法。

五、思考题

1.不同性质药品的保管方法有哪些?

2.药品剂型对疗效的影响的有哪些?

3.简要说明不同剂型的药品正确使用的方法。

4.药物可能产生的不良反应及对策有哪些?

5.饮酒及吸烟对药品疗效的影响有哪些?

第九节 药品的采购与验收

一、实践目的

熟悉药品的采购、验收的概念,掌握药品的采购、验收相关规定。

二、实践器材

1.西药;中成药;医疗器械等。

2.中药材、西药、中成药摆放架;中药材、西药、中成药存放冰箱;药品储存仓库、空调、保险柜、色标、标签等。

三、实践指导

(一)药品采购管理制度与流程(图1-4、图1-5)

1.认真贯彻执行《药品管理法》、《医疗机构麻醉药品、第一类精神药品管理规定》、《处方管理办法》、《产品质量法》、《计量法》、《合同法》和 GSP 等法规和药剂科的各项管理制度,把好质量关,严禁采购伪、劣药品,按规定做好药品的采购管理。

2.按医院药品采购管理的规定采购药品,特殊药品需经卫生局审批,易致毒化学品需经公安局审批。坚持"按需进货,择优采购"的原则。

3.在采购药品时应选择合格供货方,对供货方的法定资格,履约能力,质量信誉等进行调查和评价,并建立合格供货方档案。

4.药品采购应由采购员制定计划,由科主任审核同意后方可进货。购销双方应提前签订"质量保证协议书",协议书应明确有效期。

5.购进药品应开具合法票据,并按规定建立药品购进验收记录台账,药品入库单做到票、账、物相符。票据和记录应按规定妥善保管。

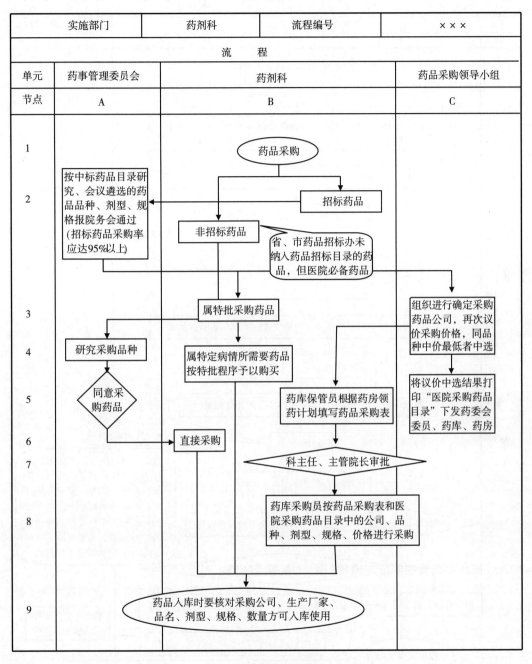

图1-4 药品采购流程

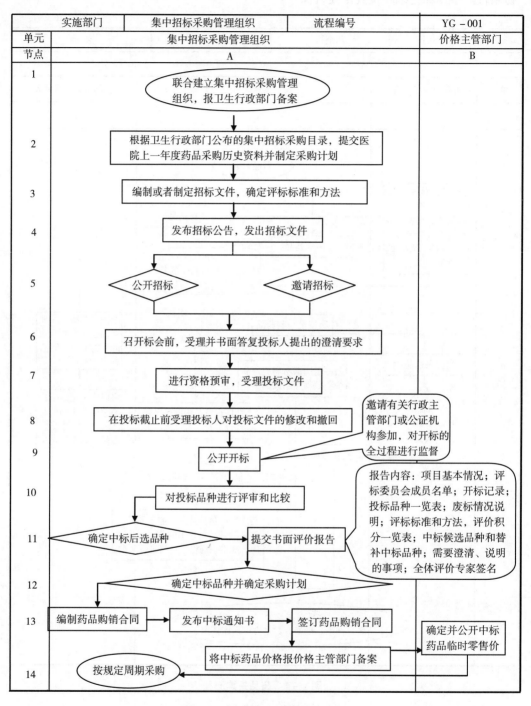

图1-5 药品集中招标采购流程

6.新药必须经药事管理委员会讨论通过方可购进。临床急用新药由临床科室科主任提出申请,填写"抢救特殊药品一次性申请单",由药剂科主任和院长审批同意后,一次性购进。

7.首营企业和首营品种应按医院《首营企业和首营品种审核制度》的规定办理有关手续。

进口药品必须保留"口岸药检所检验报告"。

8. 采购人员应经常与供货方联系,或到供货方实地了解质量情况,配合质量部门共同做好药品质量工作,协助处理质量问题。

9. 凡经药检室检查、检验或接上级卫生行政部门、药监局通知的不合格、过期、失效、变质的药品,一律停止使用,应按医院《不合格药品退货制度》、《药品报损、销毁管理制度》的规定进行处理。

10. 采购人员应及时了解药品质量与库存情况,协助仓库人员共同做好所属药库的各项质量管理工作,避免药品积压或脱销,满足患者需求。

(二)药品的采购与验收

1. 医疗机构应根据本单位性质、功能、任务和《处方常用药品通用名目录》制定药品目录,并确定专门部门或人员按药品通用名负责本单位所需药品的统一采购或执行药品集中招标采购,其他部门或人员不得自行采购药品。

医疗机构在药品购销活动中,不得索取或收受药品生产企业和经营企业钱物或其他好处。

2. 购进药品坚持"按需进货,择优采购,质量第一"的原则,确保药品购进的合法性。

3. 购进药品时,应严格审核供货单位、购进药品及销售人员的资质,确保从具有合法资格的药品生产、药品批发企业采购合法药品。

4. 医疗机构必须从具有《药品生产许可证》的药品生产企业或具有《药品经营许可证》的药品批发企业采购药品,不得采购药品生产、经营企业超范围生产和经营的药品,禁止从其他渠道采购药品。

5. 医疗机构采购药品时,必须审核供货单位的合法性,并索取以下资料。

(1)加盖供货单位原印章的《药品生产许可证》或《药品经营许可证》及《营业执照》的复印件,企业 GMP 或 GSP 证书复印件。

(2)有企业法定代表人签名或用印的销售人员授权委托书。

(3)销售人员的身份证复印件。

(4)合法销售发票。

6. 从生产企业进货还应索取所购进药品的批准证明文件;购进国家规定实施批签发制度的药品还应索取《生物制品批签发合格证》。

7. 购进进口药品时,应索取加盖供货单位原印章的《进口药品注册证》或《医药产品注册证》、《进口药品批件》、《进口药品检验报告》或者注明"已抽样"的《进口药品通关单》复印件;国家规定实施批签发的药品还应索取加盖供货单位原印章的口岸药检所核发的批签发证明复印件。

8. 医疗机构采购药品,必须执行检查验收制度,逐批验明药品合格证明和其他标识,不符合规定要求的,不得采购。必须建立真实完整的药品采购验收记录,做到票、账、物相符。药品采购验收记录应包括药的通用名称、批准文号、剂型、规格、批号、生产日期、有效期、生产厂商、供货单位、采购数量、采购日期、验收结论及验收者签名等内容。采购验收记录保存至超过药品有效期 1 年,但不得少于 2 年。

9. 特殊管理药品的购进,按照《特殊药品管理制度》的相关规定执行。

10. 医疗机构在验收和使用过程中发现假劣药品的,必须立即停止使用,封存后及时向所在地卫生行政部门和食品药品监督管理部门报告,不得擅自处理。

（三）**药品验收、陈列、养护管理制度（表1-8,图1-6）**

1.药品验收时,应对包装、标签、说明书和质量状况进行逐批检查。药品包装标签和所附说明书上应有生产企业的名称、地址、药品名称、规格、批准文号、产品批号、生产日期、有效期等,并做好记录。验收记录记载供货单位、数量、到货日期、品名、剂型、规格、批准文号、生产批号、生产厂商、有效期、质量状况、验收结论和验收人员等项内容。验收记录应保存至超过药品有效期1年,但不得少于3年。

2.验收中药饮片应有包装,并附有质量合格标志。每件包装上标明品名、规格、产地、数量、生产企业、生产日期等。实施批准文号管理的还应标明批准文号。

3.验收时发现不合格的药品不得使用,发现假劣药品必须立即向药监部门报告,不得自行作销售或退、换货处理。

4.陈列的药品应有原包装,陈列时应做到:药品与非药品、内服药与外用药、中药饮片以及危险品等分开存放。

5.药房工作人员要按照药品储藏要求正确进行储藏和保管养护,每月对陈列的药品质量进行检查并记录,发现问题,及时处理。

表1-8　医疗机构西药与中药饮片入库验收记录

购货日期	供货单位	品名	规格	产地	产品批号	数量	购进价格	生产日期	生产企业	外观	验收结论	验收员

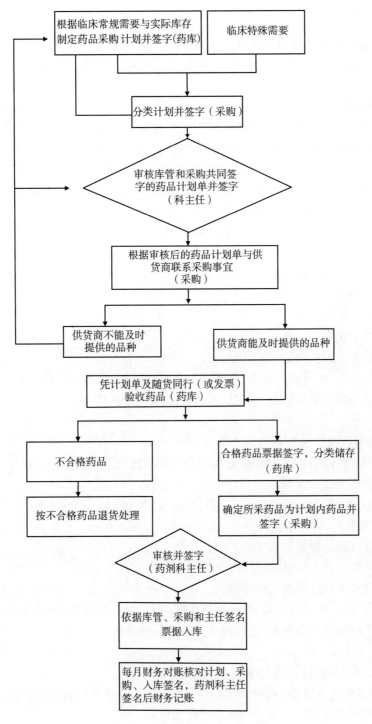

图1-6 药品采购验收入库流程

四、实践内容

（一）叙述药品采购的管理制度与流程的相关内容。

针对见习医院现状,模拟工作情景,以实际药品为例,阐述药品采购的流程及采购过程中的注意事项。

（二）案例分析

2006年4月24日起,中山大学附属第三医院有患者使用齐齐哈尔第二制药厂生产的亮菌甲素注射液后出现急性肾衰竭临床症状。事件中共有65名患者使用了该批号亮菌甲素注射液,导致13名患者死亡,另有2名患者受到严重伤害。广东省药品检验所紧急检验查明,该批号亮菌甲素注射液中含有毒有害物质二甘醇。经卫生部、国家食品药品监督管理局组织医学专家论证,二甘醇是导致事件中患者急性肾衰竭的元凶。

其中,齐齐哈尔第二制药厂采购原料药的采购员只有一人,并且唯一的采购员在没有做任何实地考察,通几个电话之后,就将实为"二甘醇"的"丙二醇"买到手。该采购员采购流程是否符合规定,如不符合应如何做呢?

（三）模拟训练

实训如何进行药品采购?

1. 将全班学生6个人一组,分成若干组。

2. 教师设置若干种药物的采购计划。

3. 要求每组学生,在进行模拟前,必须将模拟内容熟悉,并能知晓相关的重点注意事项。

4. 从教师手中抽取要采购的药物品种,进行药品采购模拟训练。

具体要求:

（1）设计情境可由扮演患者的学生自由演绎。

（2）其他组的学生为评委,对模拟过程中存在的问题给予书面指出及评价。

（3）模拟完毕,其他学生可以给扮演学生提出建议。

（4）学生第一轮模拟练习结束可以互换角色,按同样的方法进行练习。

（四）模拟训练

实训如何进行药品验收?

1. 将全班学生6个人一组,分成若干组。

2. 教师设置若干种已采购完成的药物。

3. 要求每组学生,在进行模拟前,必须将模拟内容熟悉,并能知晓相关的重点注意事项。

4. 从教师手中抽取药品名称,进行药品验收的模拟训练。

具体要求:

（1）设计情境可由扮演患者的学生自由演绎。

（2）其他组的学生为评委,对模拟过程中存在的问题给予书面指出及评价。

（3）模拟完毕,其他学生可以给扮演学生提出建议。

（4）学生第一轮模拟练习结束可以互换角色,按同样的方法进行练习。

五、思考题

1. 购进药品有哪些注意事项?

2. 药品采购后验收的主要内容有哪些?

第十节　药品的仓储与保管

一、实践目的

1. 熟悉药品的仓储、保管的概念,掌握色标管理、药品效期管理、药品分类存放规定。
2. 掌握特殊药品的管理、熟悉药品的出库与运输。

二、实践器材

1. 中药材,如饮片等;西药;中成药;医疗器械等。
2. 中药材、西药、中成药摆放架;中药材、西药、中成药存放冰箱;药品储存仓库、空调、保险柜、色标、标签等。

三、实践指导

仓,即仓库,是为存放物品而设置的建筑物或场地。储,则是指对物品进行收存、管理、交付使用等行为。仓储,狭义概念是指通过特定场所对物料进行储存和保管;广义是指物品从发出地到接收地的过程中,在一定地点、一定场所、一定时间的停滞。在这一阶段要对物品进行检验、保管、养护、流通加工、集散、转换运输方式等多种作业。药品仓储的管理在于药品的保管。

药品保管主要涉及以下八个方面。

(一)药品的稳定性

1. 药品的性质是否发生变化。
2. 药品的性质:物理性质、化学性质。

(二)药品的变化

1. 化学变化　水解、氧化、光化分解、碳酸化、聚合。
2. 物理变化　熔化、挥发、吸潮、结块、风化、凝固。
3. 生物学变化　霉变、腐败。

(三)影响药品稳定性的因素

1. 药物内在因素

(1)药物化学方面内因:①药物氧化性:过氧化氢、呋喃西林;②药物还原性:苯酚、吗啡;③药物水解性:阿司匹林、青霉素;④药物碳酸化性:苯妥英钠;⑤药物聚合性:甲醛;⑥药物霉蛀性:胃蛋白酶。

(2)药物物理方面内因:①药物的吸湿性:阿司匹林、青霉素;②药物的风化性:咖啡因、硫酸钠;③药物的挥发性:麻醉乙醚、乙醇;④药物的升华性:薄荷脑、碘;⑤药物的熔化性:栓剂;⑥药物冻结性:水剂;⑦药物吸附性:药性炭。

2. 影响药物稳定性外在素

(1)空气:氧气、二氧化碳。

(2)温度:①温度过高:促进变质、挥发减量、破坏剂型;②温度过低:遇冷变质、冻破容器。

(3)湿度:①潮解:颗粒剂;②变形:片剂、丸剂、胶囊剂;③稀释:甘油、干糖浆;④水解:阿司匹林;⑤风化:重硫酸、奎宁。

(4)日光(光线):①变色:磺胺类、肾上腺素类;②分解:过氧化氢;③氧化:维生素 A。

(5)时间:尽管储存条件适宜,时间过久也会变质。

(6)昆虫和微生物。

(7)包装容器。

(四)不同性质药品保管方法(图 1-7)

1.受光线影响变质药品的保管方法

(1)遇光易引起变化药品,如银盐、双氧水,可采用棕色瓶或用黑色纸包裹的玻璃瓶包装。

(2)需要避光保存的药品,应放在阴凉干燥光线不易直射的地方。

(3)不常用的怕光药品,可储存于严密的药箱内。

(4)见光容易氧化、分解的药物如肾上腺素、乙醚等,必须保存于密闭的避光容器中,并尽量采用小包装。

2.受湿度影响变质药品的保管方法

(1)对易吸湿药品,可用玻璃瓶软木塞塞紧、蜡封、外加螺旋盖盖紧。

(2)控制药库内湿度,以保持相对湿度45%~75%,可设置除湿机、排风扇或通风器,或辅用吸湿剂石炭、木炭等,梅雨季节有条件的要采取防霉措施。

3.受温度影响变质药品的保管方法

一般药品储存于室温(1~30℃)即可。"阴凉处"或"凉暗处"指不超过20℃,冷处指2~10℃

(1)对怕热药品,可根据性质分别存放于阴凉处或冷处。

(2)对挥发性大的药品如浓氨溶液、乙醚等,在温度高时容器内压力大,不宜剧烈震动。

(3)对易冻和怕冻的药品,必须保温储藏。

4.中草药材的养护知识

(1)中药材储藏中的变质现象及产生原因

①霉变及其产生原因

温度条件:25℃左右。

湿度条件:空气中相对湿度在85%以上或药材含水率超过15%。

环境条件:阴暗不通风条件。

②虫蛀及其产生原因

采收过程:药材在采收中受到污染,而干燥时未能将虫卵消灭。

储存过程:储藏地方和容器本身不清洁;储藏过程中,害虫由外界进入繁殖。

繁殖时期:5~10月。

药材成分:一般含脂肪油、淀粉或蛋白质的药材多易虫蛀。

③变色及其产生原因

药材所含成分中的结构具有酚羟基,在酶的作用下经过氧化、聚合作用,形成大分子的有色化合物,较易变色。

药材含有糖及糖酸类分解产生糠醛或其他化合物,这些化合物有活泼的羟基能与一些含氮化合物缩合成棕色色素。

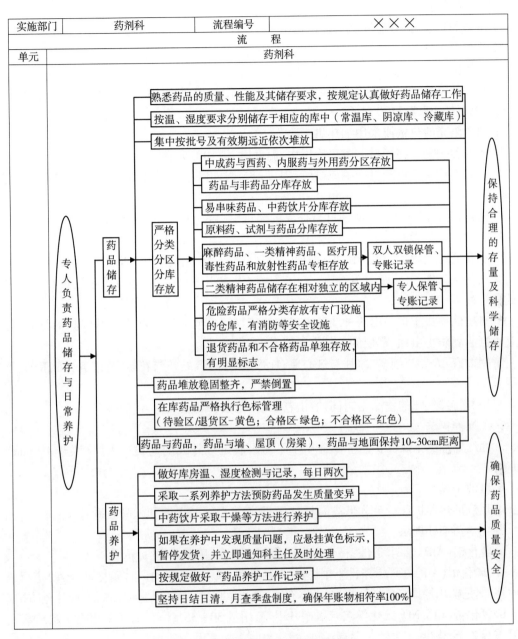

图1-7 药品储存与养护操作流程

药材所含蛋白质中的氨基酸,可能与还原糖作用生成大分子棕色物质。

药材加工火烘时温度过高或发霉、生虫过程中变色。

使用某些杀虫剂也可导致变色。

④走油(泛油)及其产生原因:药材受潮、变色、变质后表面泛出油样物质。

⑤自燃及其产生原因:富含油脂的药材或因吸湿回潮或水分含量过高,大量成垛堆置,在夏天,药材中央产生的热量散不出,局部温度增高,先焦化后燃烧。

（2）采取措施

①清洁养护法：搞好仓库和容器的清洁卫生。

②除湿养护法

a.通风法。

b.吸湿防潮法。常用干燥剂：生石灰块，又名氧化钙，吸潮率可达 20% ~ 25% ；无水氯化钙，吸潮率可达 100% ~ 120% 。

c.利用阳光的热量或采用加热烘干法。

③低温养护法。将药材储藏于冷库中，温度以 2 ~ 10℃ 为宜。

④高温养护法。将药材暴晒或烘烤，温度应超过 40℃ ，含挥发性成分的药材温度不宜超过 60℃ 。

⑤密封（密闭）养护法。使药材与外界的温度、湿度、空气、光线、细菌、害虫等隔离，减少这些因素对药材的影响。

常用容器：缸、罐、坛、瓶、箱、柜、铁桶、塑料薄膜帐、塑料薄膜袋以及密封库、密封小室。

采用此法条件：气温逐渐升高，空气中湿度增大或当各种霉菌、害虫繁殖生长旺季时候采用此法。

⑥对抗储存法。是采用两种或两种以上的药物同贮或采用一些有特殊气味的物品同贮，相互克制起到防止虫蛀、霉变的养护方法。

常用的有：人参与细辛、冰片与灯心草、牡丹皮与泽泻、蛤蚧与花椒、吴茱萸与荜澄茄、硼砂与绿豆。

采用与特殊气味的物品密封同贮：山苍子油、花椒、樟脑、大蒜、白酒等。

⑦干燥养护法

a.远红外加热干燥养护法。不适用于不易吸收远红外线的药材或太厚（大于 10 mm）的药材。

b.微波干燥法。

⑧蒸汽加热养护法。分为低高温长时灭菌、亚高温短时灭菌和超高温瞬时灭菌。

⑨化学药剂处理法

a.磷化铝（AlP）要求条件：将仓库密闭熏蒸 5 昼夜，用量 5 ~ 6 g/m^3 。

注：磷化铝（AlP）在干燥条件下很稳定，但易吸潮分解，产生有毒气体磷化氢（H_3P）进行杀虫的原理，但是磷化氢具有鱼样气味，对人体有害，能产生眩晕、支气管炎或水肿等，应注意防护。

b.氯化苦（CCl_3NO_2），化学名三氯硝基甲烷，用量 30 ~ 35 g/m^3 ，通常采用喷雾法或蒸发法密闭熏蒸 2 ~ 3 昼夜。

注：氯化苦（CCl_3NO_2）对人体有剧毒，对上呼吸道有刺激性，有强烈的催泪性，使用者应戴防护面具。

c.钴 60 辐射灭菌，时间 12 小时。

5.易燃、易爆危险品的保管方法

（1）应储存于危险品库，并远离电源。

（2）危险品应分类堆放，特别是性质相抵触的物品（如浓酸与强碱），灭火方法不同的应隔离储存。

（3）应严禁烟火，不准进行明火操作，有消防设备。

（4）危险品的包装和封口必须坚实、牢固、密封,经常检查是否完整无损和渗漏。

（5）如少量危险品必须与其他药品同库短期储存时,应保持一定距离。

（6）氧化剂保管应防高热、日晒,与酸类、还原剂隔离,防止磨擦。

6. 特殊药品的储存与保管

（1）特殊管理药品的种类:麻醉药品、精神药品、医疗毒性药品、放射性药品。

（2）麻醉药品和精神药品的保管方法与使用

①麻醉药品和第一类精神药品的保管:必须严格实行专库(专柜)保管。

专库(柜)必须执行双人双锁保管制度。

入库:应坚持双人开箱验收、清点,双人签字入库制度。

出库:专人对品名、数量、质量进行核查,并有第二人复核,发货人与复核人共同在单据上盖章签字。

建立麻醉药品、精神药品的专用账目,专人登记,定期盘点。

由于破损、变质、过期失效而不可供药用的品种,应清点登记,单独妥善保管,并列表上报药品监督管理部门,听候处理意见。

麻醉药品的大部分品种,特别是针剂遇光变质,库(柜)应注意避光,采取遮光措施。

②二类精神药品的保管:可储存于普通的药品库内。

③麻醉药品和精神药品的使用:医师应当按照卫生部制定的麻醉药品和精神药品临床应用指导原则,开具麻醉药品、第一类精神药品处方。

门(急)诊癌症疼痛患者和中、重度慢性疼痛患者需长期使用麻醉药品和第一类精神药品的,首诊医师应当亲自诊查患者,建立相应的病历,要求其签署《知情同意书》。

病历中应当留存下列材料复印件:a. 二级以上医院开具的诊断证明;b. 患者户籍簿、身份证或者其他相关有效身份证明文件;c. 为患者代办人员身份证明文件。

除需长期使用麻醉药品和第一类精神药品的门(急)诊癌症疼痛患者和中、重度慢性疼痛患者外,麻醉药品注射剂仅限于医疗机构内使用。

麻醉药品目录中罂粟壳只能用于中药饮片和中成药的生产以及医疗配方使用。

处方的用量和管理见表1-9。

表1-9 特殊药品处方用量及保存期限的比较

处方类别		处方用量	保存期限
常规处方		一般不得超过7日用量;急诊处方一般不得超过3日用量	普通处方、急诊处方、儿科处方保存1年
麻醉药品	注射剂	每张处方不超过2日常用量,连续使用不得超过7日	至少保存3年
	片剂、酊剂、糖浆剂	每张处方不超过3日常用量,连续使用不得超过7日	
精神药品	第一类精神药品	每次处方不超过3日常用量	至少保存2年
	第二类精神药品	每次处方不超过7日常用量	
毒性药品		每次处方不超过2日常用量	至少保存2年

（3）医疗用毒性药品的保管方法

医疗用毒性药品（以下简称毒性药品）系指毒性剧烈，治疗剂量与中毒剂量相近，使用不当会致人中毒或死亡的药品。

①毒性药品的采购管理。严格按照国家关于医疗用毒性药品的管理法规要求采购。

②毒性药品的验收与保管

a.毒性药品一般可根据检验报告书或产品合格证验收。外观检查验收可从塑料袋或瓶外查看，不能随意拆开内包装。

b.毒性药品的包装容器必须贴有规定的毒药标记：黑底白字的"毒"字。

c.单独保存（专柜加锁），专人保管。

d.毒性药品的验收、收货双人签字。

e.建立毒性药品收支账目，定期盘点，发现问题应立即报告当地医药主管部门及公安部门及时查处。

③毒性药品的销毁处理

a.经单位领导审核，报当地主管部门批准后方可销毁。

b.按毒性药品的理化性质，采取不同方法销毁。如深埋法、燃烧法、稀释法等。销毁工作应在熟知所销毁药品的理化性质和毒性的技术人员指导下进行，确保安全。

c.销毁地点应远离水源、住宅、牧场等。

d.建立销毁档案。包括销毁日期、时间、地点、品名、数量、方法等。销毁批准人、监理人均应签字盖章。

7.有效期药品、退货药品和不合格药品管理

（1）有效期的概念：药品的有效期是指药品在规定的储藏条件下能保持其质量的期限，药品的有效期从生产日期开始算起。

药品有效期制定依据：根据其稳定性试验和留样观察，预测或掌握其效价（或含量）下降至不合格的时间，规定药品在一定储藏条件时的有效使用时限。

（2）有效期的表示方法：有效期的表示方法有三种。

①直接标明有效期。如某药品的有效期为 2009 年 10 月 15 日，表明本品至 2009 年 10 月 16 日起便不得使用。国内多数药厂都用这种方法。

②直接标明失效期。如某药品的失效期为 2009 年 10 月 16 日，表明本品可使用至 2009 年 10 月 15 日。一些进口药品可见这种表示方法。

③标明有效期年限。则可由批号推算，如某药品批号为 990514，有效期为 3 年。由批号可知本产品为 1999 年 5 月 14 日生产，有效期 3 年，表明本品可使用到 2002 年 5 月 13 日为止。

（3）有效期药品："先进先出、近效期先出、易变先出"。

①有效期识别。有效期并不等于保险期，因此，必须按药品性质于规定条件下储存。

②包装容器不同，虽同一药品，有效期会不同。如注射用青霉素钠，用安瓿熔封有效期 4 年，以橡皮塞轧口小瓶严封，有效期 2 年。

③同一原料药不同剂型，有效期也不同。

（4）有效期药品的管理：有效期药品有规定的使用年限，故必须加强管理，以保证药品不致因保管不善而造成过期浪费。

①有计划地采购药品,以免积压或缺货。

②验收时检查效期,并按效期先后在账目上或在计算机管理账目中登记。

③每一货位要设货位卡,注明效期与数量,记录发药、进药情况应与"效期药品一览表"相一致。

④要定期检查,按效期先后及时调整货位,做到近期先用。

⑤药剂科因配方需要常将药品倒入磨口塞玻瓶中使用;因此必须注意再次补充药品时,一定将瓶中的药品用完,必要时可将剩余的少量药品用纸包好;另外,先开包先用,防止旧药积存瓶底,久而久之出现过期失效。

⑥库房人员要勤检查。一般效期药品在到期前 2 个月,要向药剂科主任提出报告,及时做出处理。

(5)退货药品:对销后退回药品,凭销售部门开具的退货凭证收货,存放于退货药品库区,由专人保管并做好退货记录。

(6)不合格药品:不合格药品存放于不合格库区。不合格药品的确认、报告、报损、销毁应有完善手续和记录。

(五)药品储存保管制度

1. 药品储存保管与养护的基本工作职责

安全储存、降低损耗、科学养护、保证质量、收发迅速、避免事故。

2. 仓库保管人员的基本职责

(1)按照药品不同自然属性分类进行科学储存,防止差错、混淆、变质。

(2)做到数量准确,账目清楚,账、货、卡相符。

3. 严格执行各项规章制度　药品仓储保管应执行《药品储存控制程序》,并按《主要剂型的储存保管与养护要点》做好在库药品的储存保管。

(1)药品应按储藏温、湿度要求,分别储存于阴凉库或常温库、冷藏库内。

应按药品的温、湿度要求将其存放于相应的库中,药品经营企业各类药品储存库均应保持恒温。对每种药品,应根据药品标示的储藏条件要求,分别储存于冷库(2~10℃)、阴凉库(20℃以下)或常温库(0~30℃)内,各库房的相对湿度均应保持在45%~75%。

企业所设的冷库、阴凉库及常温库所要求的温度范围,应以保证药品质量、符合药品规定的储存条件为原则,进行科学合理的设定,即所经营药品标明应存放于何种温、湿度下,企业就应当设置相应温、湿度范围的库房。如经营标识为15~25℃储存的药品,企业就应当设置15~25℃恒温库。

对于标识有两种以上不同温、湿度储存条件的药品,一般应存放于相对低温的库中,如某一药品标识的储存条件为:20℃以下有效期 3 年,20~30℃有效期 1 年,应将该药品存放于阴凉库中。

(2)药品应依据药品性质,按分库、分类存放的原则进行储存保管。

①药品与非药品(指不具备药品生产批准文号的物品)应分库存放。

②内服药与外用药应分库或分区存放。

③品种与外包装容易混淆的品种应分区或隔垛存放。

④易串味的药品、中药材、中药饮片、化学原料药以及性质相互影响的药品应分库存放。

⑤药品中的危险品应存放于危险品专库。

⑥处方药与非处方药分开存放。

⑦不合格品应存放在不合格品区内,按《不合格药品管理规定》进行管理。

⑧退货药品应存放在退货区,经质量验收并确认为合格品后再移入合格品区;经质量验收为不合格的入不合格品区。

⑨药品按品种、规格、批号、生产日期及效期远近依次或分开堆垛,如混批堆码,每一垛的混批时限为:药品的产品批号或生产日期间隔应不超过 1 个月;应严格遵守药品外包装图式标志的要求,规范操作。怕压药品应控制堆放高度,防止造成包装箱挤压变形。

⑩近效期药品即有效期不足 1 年时,应按月填报近效期药品催销月报表。

⑪近效期药品应挂近效期标志。

⑫经营特殊管理药品(即麻、精、毒、放类药品),按其相应的管理制度执行。

(3)在搬运和堆垛等作业中均应严格按药品外包装图示标志的要求搬运存放,规范操作。不得倒置,要轻拿轻放,严禁摔撞。怕压药品应控制堆放高度,并定期翻垛。

(4)药品的货堆应留有一定距离,具体要求如下(图 1-8)。

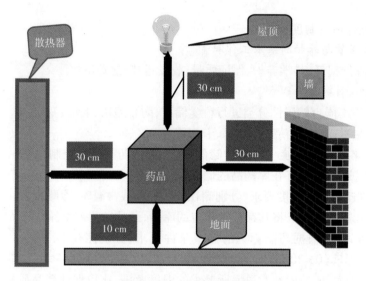

图 1-8 药品堆码垛距离

①药品垛与垛的间距不小于 100 cm。

②药品垛与墙、柱、屋顶、房梁的间距不小于 30 cm。

③药品垛与散热器或供暖管道、电线的间距不小于 30 cm。

④药品与地面的间距不小于 10 cm。

⑤库房内主要通道宽度不小于 200 cm。

⑥照明灯具垂直下方不准堆放药品,其垂直下方与药品垛之间的水平距离不小于 50 cm。

⑦安全要求,"三不"倒置:轻重不倒置、软硬不倒置、标志不倒置;留足"五距",做到五不靠:四周不靠墙、柱,顶不靠棚和灯;保持"三条线":上下垂直,前后、左右成线。

⑧方便要求,"垛垛成活":一垛货不被另一垛货围成"死垛"。

⑨节约要求:做到"三个用足",面积用足,高度用足,荷重定额用足。

(5)在库药品均实行色标管理。

①黄色:为待验药品、退货药品。

②绿色:为合格药品。

③红色:为不合格药品。

(6)药品入库时应按照《进货药品验收入库工作流程》及其图示经过质量检查验收,并依据检查验收员签字或盖章的"验收入库通知单"办理入库手续。

(7)药品仓储保管人员对货与单不符、质量异常、包装不牢或破损、标志模糊等情况,有权拒收并报告企业有关部门处理。

(8)药品仓储保管人员应接受药品养护员有关储存方面的指导,掌握《主要剂型的储存保管与养护要点》,与养护员共同做好仓间温、湿度等管理,正确储存药品。

(9)药品出库发货时,应坚持执行《药品出库复核的管理规定》,未经复核人员检查复核并签字的药品不得出库发货。

(10)药品出库发货时,应做好出库发货复核记录。

(11)对于销后退回药品,应按《退货药品的管理规定》做好退货记录与存放、标识等管理工作。

(12)药品仓储保管人员每月底应定期做好库存盘点工作,做到货、账、卡相符。

(六)药品分类储存管理

1.**药品的储存** 药品入库后的储存安排,既要考虑入库药品不同的保管特点,又要结合具体的仓储条件,采取科学的管理方法。

①分区、分类管理药品

分区:根据仓库保管场所的建筑、设备等条件,将库区划分为若干个保管区,以便分区储存一定种类的药品。

分类:将仓储药品按其自然属性、养护措施及消防方法的一致性划分为若干个类别,分别存放于普通库、阴凉库、冷藏库、麻醉药品库、毒品库和危险品库。实行分区分类管理可以有利于保管员掌握药品进出库的规律,有利于清仓盘库,缩短药品收发作业时间,提高药品管理水平。

②货位编号。货位编号是将仓库范围的库房、仓间、货架按顺序编号,做出标志,以便识别寻找。

2.**药品仓库的种类**

①按一般管理要求。

②按温度管理要求。

③按特殊管理要求。

3.**按一般管理要求**

①待验库(区)。

②合格品库(区)。

③发货库(区)。

④不合格品库(区)。

⑤退货库(区)。

⑥中药饮片零货称取专库(区)。

色标管理:为了有效控制药品储存质量,应对药品按其质量状态分区管理,为杜绝库存药品的存放差错,必须对在库药品实行色标管理。

药品质量状态的色标区分标准为:

合格药品——绿色;不合格药品——红色;质量状态不明确药品(待检验药品)——黄色。

按照库房管理的实际需要,库房管理区域色标划分的统一标准是:待验药品库(或区)、退货药品库(或区)为黄色;合格药品库(或区)、中药饮片零货称取库(或区)、待发药品库(或区)为绿色;不合格药品库(或区)为红色。三色标牌以底色为准,文字可以白色或黑色表示,防止出现色标混乱。

5.按特殊管理要求

企业应有适宜药品分类管理的仓库,按照药品的管理要求、用途、性状等进行分类储存。可储存于同一间,但应分开不同货位的药品有:药品与食品及保健品类的非药品、内用药与外用药。应专库存放、不得与其他药品混存于同一仓间的药品有:易串味的药品、中药材、中药饮片、特殊管理药品以及危险品等。具体有麻醉药品库、一类精神药品库、医疗用毒性药品库、放射性药品库、危险品库。

药品分类存放规定:医疗器械不属于 GSP 认证范畴,一般用器械专用库与药品分开存放。

(七)药品保管养护知识

原料药主要用于配制各种制剂,它是一切制剂的基础,其中呈固态者为固体原料药,呈液态者称为液体原料药。由于大部分原料药用于配制各种制剂,因此做好它们的保管养护工作具有更广泛的意义。一般原料药都应当密闭保存,在保管中要注意清洁卫生和包装完好,严防灰尘等异物的污染。

对于易受外界因素如光线、空气、湿气、温度、霉菌等影响的药品,或具有特殊性质的药品,除应密闭保存外,还要根据药品的不同特性考虑不同的保养方法。现分别列举如下。

(1)凡吸潮能发生变化的药品:储存时应注意防潮。如阿司匹林、碳酸氢钠能吸潮水解;葡萄糖吸潮易发霉;溴化钠、醋酸钾易吸湿潮解;甘油能吸收水分而被稀释;药用炭受潮后吸附力降低等。这类药品要求包装密封,于干燥处保存。含有结晶水的药品,如硫酸镁、硼砂、咖啡因等均易风化。储藏时应注意包装严密,不要放在过于干燥或通风的地方。硫酸钠除有风化性外,当温度较高时,即使在密封的情况下,还会发生溶化现象,所以还要在凉处保存。

(2)遇光易变质的药品:在保管养护中均应注意避光。如磺胺类、甘汞、硝酸银、氨基比林、氨基盐酸普鲁卡因、苯酚等遇光易变色,甚至毒性增加。这类药品都应放置避光容器内,密闭暗处保存。

(3)有挥发性的药品:如薄荷脑、樟脑以及挥发油类等,温度过高可加速挥发而减量。这类药品在保管时,应密封于凉处保存。

(4)具有特殊臭味的药品:应与其他药品分开存放,尤其要与吸附力强的药品分开存放,以防串味。如碘仿、樟脑、薄荷脑等有特殊气味,应与矽碳银、药用炭、淀粉、葡萄糖、乳糖、氢氧化铝等药品分开存放。

(5)露置空气中易吸收二氧化碳的药品:如氧化锌、氧化镁、茶碱和磺胺类钠盐等,保管时要注意密封,以避免与空气接触。

抗生素类药品,绝大部分都有效期规定,干燥品一般在室温下尚稳定,但吸潮受热后极易分解失效。这类药品保管时应在干燥处保存,并注意期限,掌握"先产先出,近期先出"的原则。

（6）生化制品：如胃蛋白酶、甲状腺粉等，大多含有蛋白质或多肽，易受温度、光线、水分和微生物等的影响，而引起腐败、霉变、生虫、有效成分破坏或产生异臭。这类药品在保管中需注意密封，在凉爽处避光保存；有"效期"规定的，应掌握"先产先出，近期先出"的原则。

（7）危险药品：保养和运输应严格按照有关部门的规定和制度办理。易燃烧、爆炸的药品（如乙醚等）应储存在危险品仓库或与一般库房远离的专库，在凉暗处注意防火保管；强氧化剂（如高锰酸钾等）遇甘油、糖等还原剂经摩擦撞击能引起燃烧爆炸，在储藏运输中应与还原剂远离；毒性药品应专柜加锁保管；腐蚀性药品应放置专门货区、专门货架进行保管。

（8）特殊管理药品：麻醉药品、一类精神药必须设置专用仓库或专柜指定专人双人双锁保管，仓库需有安全设施，如报警器、监控器等；毒性药必须储存于设有必要安全设施的单独仓库或专柜，指定专人双人双锁保管。

（八）各类药品的具体保管养护

应指出，药品的性质和影响其质量的因素往往是多方面的，在保养中应全面综合考虑，不能单纯注意某方面，而忽视其他方面。如强蛋白银、弱蛋白银除对光敏感外，还有引湿性，保管中既要避光又要防潮；又如碘仿在常温下能挥发，遇光又易变质，所以要在凉处避光保存，并与其他药品隔离保管以防串味。因此，原料药品的保养工作应根据其全面性质，结合各种外界因素，采用适宜方法妥善保管。

1. 片剂的保养　片剂系指药物或提取物经加工压制成片状的内服或外用制剂。

片剂除含有主药外，尚加有一定的辅料如淀粉等赋以成形。在湿度较大时，淀粉等辅料易吸收水分，可使片剂发生松散、破碎、发霉、变质等现象，因此湿度对片剂的影响最为严重。其次温度、光线亦能影响某些片剂变质失效。所以片剂的保管养护工作，不但要考虑所含原料药品的性质，而且要结合片剂的剂型、辅料及包装的特点，综合加以考虑。

（1）所有片剂除另有规定外，都应密闭，在干燥处保存，防止受潮发霉变质。储存片剂的仓库，相对湿度以 60%~70% 为宜，最高不得超过 80%，如遇梅雨季节或在南方潮热地区相对湿度超过 80% 时，则应注意采取防潮、防热措施。

（2）包衣片（糖衣片、肠溶衣片）吸潮、受热后，易发生包衣退光、退色、粘连、溶化、霉变，甚至膨胀脱壳等现象，因此保管要求较一般片剂严，应注意防潮、防热保存。

（3）含片中除一般赋形剂外，并掺有多量糖分，吸潮、受热后能溶化粘连，严重时能发生霉变，应注意密封，在干燥处的凉处保存。

（4）含有易挥发性药物的片剂受热后能使药物挥散，成分损失，含量降低而影响效用，故应注意防热，在凉处保存。

（5）含有生药、脏器或蛋白质类药品的片剂如健胃片、甲状腺片、酵母片等易吸潮松散、发霉、虫蛀，更应注意密封在干燥处保存。

（6）某些药品吸潮后易变色变质及易潮解、溶化、粘连的片剂，需要特别注意防潮。

（7）主药对光敏感的片剂如山道年、磺胺类片剂等，必须盛于遮光容器内（如棕色瓶），注意避光保存。

（8）抗生素类、某些生化制剂以及洋地黄等一些性质不稳定的片剂，多有"效期"规定及储存条件的要求，应严格按照规定的储存条件保管，有"效期"规定的则应该掌握"先产先出，近期先出"的原则，以免过期失效。

（9）中草药片剂易吸潮，储存不当易粘连变质。如含挥发性成分久储后还会减味、降低疗效,因此保管时要注意防潮。

(10)外用片、内服片以及兽用片剂必须分开储存,以免混淆错发。

2.胶囊剂的保管养护 胶囊剂系指药物装于空胶囊中制成的制剂。

胶囊剂(包括硬胶囊剂、胶丸剂)制造的主要原料是明胶,吸潮、受热后易变软、发黏、膨胀,或囊壁面变浑浊失去光泽,严重时甚至黏软变形,有时还会生霉。胶丸剂由于制造时加有较多量的甘油,故吸潮性较强,如制造时干燥不适当,储藏时湿度过大,温度较高,更易黏软生霉。因此,胶囊的保管要以防潮、防热为主,同时结合所含主药的特性考虑具体保管方法。

(1)一般胶囊剂都应密封,储存于干燥的凉处,注意防潮、防热。但亦不宜过分干燥,以免胶囊中的水分过少而易于脆裂。主药对光敏感的胶囊剂还要注意避光保存。

(2)具有颜色的胶囊,在吸潮、受热后尚能出现颜色不匀、退色、变色等情况更要注意防潮、防热。

(3)装有生药或脏器制剂的胶囊,如力勃隆胶囊、复方胚宝胶囊、蜂王浆胶囊等,吸潮、受热后易发霉、生虫、发臭,更应特别注意密封,置于干燥的凉处保存。

(4)抗菌类胶囊,如苯唑青霉素钠胶囊、乙氧萘青霉素钠胶囊、土霉素胶囊等,吸潮、受热后易使效价下降,也应特别注意密封于干燥的凉暗处保存。抗生素类胶囊一般都有"效期"规定,尚需掌握"先产先出,近期先出"的原则。

3.丸剂的保管养护 丸剂系一种或多种药物与赋形剂混合制成的圆球形或椭圆形内服固体制剂。丸剂按制备方法为塑制丸剂、泛制丸剂和滴制丸剂(滴丸)三种,目前绝大部分丸剂为中草药丸剂,它们的保管养护方法基本上与片剂相同,重点应防止受潮发霉变质。

4.注射剂的保管养护 注射剂亦称为针剂,是指供注入人体内应用的一种制剂。

注射剂在储存期的保管养护,应根据药品的理化性质,并结合其溶液和包装容器的特点,综合加以考虑。

(1)根据药品的性质考虑保管方法

①一般注射剂:一般应避光储存,并按药典规定的条件保管。

②遇光易变质的注射剂:如肾上腺素、盐酸氯丙嗪、对氨基水杨酸钠、复方奎宁、维生素类等注射剂,在保管中要注意采取各种遮光措施,防紫外光照射。

③遇热易变质的注射剂:包括抗生素类注射剂、脏器制剂或酶类注射剂、生物制品等,它们绝大部分都有"效期"之规定,在保管中除应按规定的温度条件下储存外,还要注意"先产先出、近期先出",在炎热季节加强检查。

a.抗生素类注射剂。一般性质都较不稳定,遇热后促进分解,效价下降,故应置凉处避光保存,并注意"先产先出,近期先出"。如为胶塞铝盖小瓶包装的粉针剂,还应注意防潮,储于干燥处。

b.脏器制剂或酶类注射剂。如垂体后叶注射液、催产素注射液、注射用玻璃酸酶、注射用辅酶A类,受温度的影响较大,主要是蛋白质的变性引起,光线亦可使其失去活性,因此一般均需在凉暗处遮光保存。有些对热特别不稳定,如三磷酸腺苷钠(ATP)、细胞色素C、胰岛素等注射剂,则应在 $2\sim10$℃的冷暗处储存。一般说,本类注射液低温保存能增加其稳定性,但是亦不宜储藏温度过低而使其冻结,否则亦会因变性而降低效力。此外对于胶塞铝盖小瓶装的粉针剂型,应注意防潮、储于干燥处。

c.生物制品。如精制破伤风抗毒素、精制白喉抗毒素、白蛋白、丙种球蛋白等,从化学成分上看,具蛋白质的性质,一般都怕热、怕光,有些还怕冻,保存条件直接影响到制品质量。一般温度愈高,保存时间愈短。最适宜的保存条件是 2~10℃的干暗处。应注意,除冻干品外,一般不能在0℃以下保存,否则会因冻结而造成蛋白变性,融化后可能出现摇不散的絮状沉淀,致使不可供药用。

d. 钙、钠盐类注射液。氯化钠、乳酸钠、枸橼酸钠、水杨酸钠、碘化钙、碳酸氢钠及氯化钙、溴化钙、葡萄糖酸钙等注射液,久储后药液能侵蚀玻璃,尤其是对于质量较差的安瓿玻璃,能发生脱片及浑浊(多量小白点)。这类注射液在保管时要注意"先产先出",不宜久储,并加强澄明度检查。

e. 中草药注液。质量不稳定。主要由于含有一些不易除尽的杂质(如树脂、鞣质),或浓度过高、所含成分(如醛、酚、苷类)性质不稳定,在储存过程中可因条件的变化或发生了氧化、水解、聚合等反应,逐渐出现浑浊和沉淀。温度的改变(高温或低温)可以促使析出沉淀。因此中草药注射液一般都应避光、避热、防冻保存,并注意"先产先出",久储产品应加强澄明度检查。

(2)结合溶媒和包装容器的特点考虑保管方法。

①水溶液注射剂(包括水混悬型注射剂、乳浊型注射剂):这一类注射剂因以水为溶媒,故在低温下易冻结,冻结后体积膨胀,往往使容器破裂;少数注射剂受冻后即使容器没有破裂,也会发生质量变异,致使不可供药用。因此水溶液注射剂在冬季就要注意防冻,库房温度一般应经常保持在0℃以上。浓度较大的注射剂冰点较低,如25%及50%葡萄糖,一般在 -11~ -13℃才能发生冻结,所以各地可根据暖库仓库,冬季仓库温度情况适当掌握存放地点。

大输液、代血浆为大体积的水溶液注射剂,冬季除应注意防冻外,在储运过程中切不可横卧倒置。因盛装液的玻璃瓶口是以玻璃纸或薄膜衬垫后塞以橡胶塞的(目前使用的橡胶塞其配方中含有硫、硫化物、氧化锌、碳化钙及其他辅料等),橡胶塞虽经反复处理,但由于玻璃纸和薄膜均为一半透膜,如横卧或倒置时,会使药液长时间与之接触,橡胶塞的一些杂质往往能透过薄膜而进入药液,形成小白点,储存时间越长,澄明度变化越大(涤纶薄膜性能稳定,电解质不易透过)。玻璃纸本身也能被药液侵蚀后形成小白点,甚至有大的碎片脱落,影响药品的澄明度。此外,在储存或搬运过程中,不可扭动、挤压或碰撞瓶塞,以免漏气,造成污染。又因输液瓶能被药液侵蚀,其表面的硅酸盐,在药液中可分解成偏硅酸盐沉淀,所以在保管中应分批号按出厂期先后次序,有条理地储存和发出,尽快周转使用。

②油溶液注射剂(包括油混悬液注射剂):它们的溶媒是植物油,由于内含不饱和脂肪酸,遇日光、空气或储存温度过高,其颜色会逐渐变深而发生氧化酸败。因此油溶液注射剂一般都应避光、避热保存。油溶液注射剂在低温下早有凝冻现象,但不会冻裂容器,解冻后仍能成澄明的油溶液或成均匀混悬液,因此可以不必防冻。在将冻或解冻过程中,油溶液有轻微浑浊的现象,如天气转暖或稍加温即可熔化,这是解冻过程必有的现象,正如食用植物油冬季发生的现象一样,故对质量无影响。有时油溶液注射剂凝冻温度也不一样,这是因为制造时所使用的植物油不同,它们凝固点的高低也不同,如花生油的凝固点为 -5℃左右,而杏仁油的凝固点为 -20℃左右,因此在低温下用花生油作溶媒的注射剂先发生凝冻。

③使用其他溶媒的注射剂:这一类注射剂较少。常用的溶媒有乙醇、丙二醇、甘油或它们的混合溶液。因为乙醇、丙醇和甘油水的冰点较低,故冬季可能不必防冻。如洋地黄毒苷注射液系用乙醇(内含适量甘油)作溶媒,含乙醇量为37%~53%,曾在室外 -10~ -30℃的低温下

冷冻41天亦未冻结;又如氯霉素、合霉素注射液用丙二醇与适量的水作溶媒,在 -45℃亦不冻结。因此这类注射剂主要应根据药品本身性质进行保管,如洋地黄毒苷注射液及氯霉素、合霉素注射液见光或受热易分解失效,故应于凉处避光保存,并注意"先产先出,近期先出"的原则。

④注射用粉针:目前有两种包装,一种为小瓶装,一种为安瓿装。封口若为橡皮塞外轧铝盖再烫蜡,看起来很严密,但并不能完全保证不漏气,仍可能受潮,尤其在南方潮热地区更易发生吸潮变质亦有时因运输储存中的骤冷骤热,可使瓶内空气骤然膨胀或收缩,以致外界潮湿空气进入瓶内,从而使之发生变质。因此胶塞铝盖小瓶装的注射用粉针在保管过程中应注意防潮(绝不能放在冰箱内),并且不得倒置(防止药物或橡皮塞长时间接触而影响药品质量),有"效期"规定的尚应注意"先产先出,近期先出"。安瓿装的注射用粉针是熔封的,不易受潮,故一般比小瓶装的较为稳定,如注射用青霉素,安瓿装的有效期为三年,而小瓶装的有效期则为二年。安瓿装的注射用粉针主要根据药物本身性质进行保管,但应检查安瓿有无裂纹冷爆现象。

5. 散剂的保管养护　散剂系指一种或数种药物均匀混合制成的粉末制剂。

散剂在储存过程中,温度、湿度、空气及微生物等对散剂质量均有一定影响。其中以湿度影响最大,因为散剂的分散度较大(一般比原料药大),其吸湿性也比较显著,吸潮后药物可引起结块、变质或微生物污染等,因此对于散剂的保管养护,防潮是个关键。

一般散剂均应在干燥处密闭保存,同时还要结合药物的性质、散剂剂型和包装的特点来考虑具体保管条件。

(1)纸质包装的散剂容易吸潮,吸潮后药物粉末发生润湿、结块,有时纸袋上出现迹印或霉斑等现象,所以应严格注意防潮保存。此外,纸质包装容易破裂,储运中要避免重压,以防破漏。有些纸质包装用过浆糊加工,还应注意防止鼠咬虫蛀。

(2)塑料薄膜包装的散剂虽较纸质包装稳定,但由于目前塑料薄膜在透气、透湿方面还没有完全克服,故仍有一定的局限性,尤其在南方潮湿地区,仍须注意防潮,并且不宜久储。

(3)含吸湿性组分或加糖的散剂应密封于干燥处,注意防潮。中草药散剂吸潮后易发生霉变虫蛀,亦应防潮。

(4)贵重药物散剂,可密封在坛内或铁罐内,必要时加吸潮剂。

(5)含挥发性药物的散剂,受热后更易挥发,应密封在干燥阴凉处保存。

(6)含有遇光易变质的药物的散剂,要避光保存,特别要防止日光的直接照晒。

(7)有特殊臭味的散剂,应与其他药物隔离存放,以防串味。

(8)内服散剂与外用散剂要分开存放,含毒、限剧、麻药的散剂要专柜、专库存放,人用散剂与杀虫灭鼠散剂(有毒性)要严格远离存放。

此外,散剂的包装一般相差不大,品种名称比较复杂,在保管养护中要按品名、规格、用途分类集中保管,收发货要仔细校对,以免错收错发,造成事故。对易吸潮变质的散剂要经常检查有无吸潮情况;使用吸潮剂保存的散剂,还要定期检查吸潮情况,及时加以更换。

6. 冲剂、干糖浆的保管养护　冲剂系指以药物的细粉或提取物等制成干燥颗粒状的内服制剂。一般分为可溶性冲剂和混悬性冲剂两类,前者加开水冲化后能全部溶解,后者则有细粉混悬。冲剂一般用于内服,用开水冲化后即成汤剂。

"干糖浆"系指一种或几种药物与适宜的赋形剂(填充剂、黏合剂、崩解剂、湿润剂、色素等)混合后,再与蔗糖粉混合制成的颗粒状散剂。"干糖浆"中的药物有的溶解度较小,在水中溶解后不一定是澄清溶液。

冲剂和"干糖浆"易吸湿,一般都用塑料薄膜包装,如包装封口不严、塑料袋过薄(透湿)或在潮热条件下久储仍可发生吸潮结块、软化、发霉等变化。其验收的事项与保管养护方法基本上和散剂相同。

7. 水剂的保管养护　水剂系指用水作溶媒,或药物混悬于水中而制成的各种制剂。

水剂类的溶媒是水,一般含药量较低,因此防腐力差,多不稳定,如保管不当易生霉,有些还会发生沉淀、变色、分层、挥发、分解,冬季严寒容易冻结。因此水剂类保管时应密闭储凉处,注意防止污染;发货时应掌握"先产先出"的原则,加速流转,防止久存变质;冬季还需防冻。水剂类大部分为玻璃瓶包装(仅部分为塑料瓶包装),故储运时尚须轻拿轻放,以免破损。

(1)芳香水剂:多数芳香水剂均不稳定,易于霉败或产生异臭,其中的挥发性物质也多易分解变质,尤其是含有萜烯结构的挥发油更易氧化,氧化后不但失去了原味,而且生成树脂性黏稠物沉淀或黏着于瓶口。温度、空气、强光等均能影响芳香水剂的质量。高温能使挥发性物质挥发,冰冻能使挥发性物质游离,瓶塞不严会使挥发变味并易使微生物繁殖,长期的光线照射能加速挥发性物质的化学变化。因此,芳香水剂一般都应密封,在凉处避光保存,冬季防冻,并掌握"先产先出"的原则,储存期不宜过长。

(2)溶液剂:很多药物的溶液剂稳定性不够高,易氧化、分解、变色、沉淀,有些又容易发霉败坏。其保管方法基本上与芳香水剂相同,但亦要根据具体品种特点采用不同的保管方法,如:含有挥发性成分的溶液剂,如氨溶液、稀盐酸等受热后药物挥散、含量下降,故储存还需注意防热;过氧化氢溶液(双氧水)见光受热后分解失效,甚至炸裂容器,应避光防热保存;具有特殊臭味的溶液剂,如甲酚皂溶液(来苏),不能与包装严密性差或吸附性强的药品如活性炭、乳糖等存放在一起,以防串味;对人体有腐蚀性毒害作用的环境消毒溶液还应与内服药隔离存放等等。

(3)合剂:多数合剂为医疗单位自行配制,由医药经营部门供应的占少数,如复方甘草合剂等。由于合剂主要以水为溶媒,故与水剂的一般保管方法相同,也应密闭,在凉处避光保存,冬季防冻,并掌握"先产先出"的原则。

(4)乳剂:这类剂型不稳定。其不稳定现象主要包括分层(乳析)、破裂、油类酸败等。分层的乳剂因分散相仍被乳化剂所包围,只要稍加振摇,仍可恢复到原来均匀的状态。分层再进一步发展,往往引起乳剂的破裂,即乳剂的分散相合并而形成油水两层的现象。乳剂破裂后,虽经振摇也不能恢复原有乳剂的状态。

温度是影响乳剂稳定性的主要因素。储存温度过高使乳化剂水解,乳化剂凝聚,黏度下降而促进分层;过冷可使乳化剂失去水化作用,析出结晶而破坏了乳化层。空气、光线对乳剂也有影响,如包装不严密乳剂长时间接触空气时,水包油乳剂可由于外相水分蒸发而引起油相的聚结;含植物油的乳剂,由于油被分散为小油滴,故在温处遇光和遇空气过久时容易酸败,酸败后的油脂或乳剂对人都有害。此外,乳剂还易被霉菌、酵母菌及细菌等微生物污染,而出现生霉、发酵、酸败或乳剂破坏等现象。因此,乳剂应密闭避光,于凉处保存,冬季防冻。有的国家药典中还规定乳剂应于30℃以下储存。

(5)滴眼剂:一般为药物的水溶液或水混悬液,性质多不稳定,易受空气、二氧化碳、光线、温度等的影响而分解变质;如储存时容器不严及储存环境不干净,尚能被微生物污染,尤其是受到铜绿假单胞菌、金黄色葡萄球菌、霉菌等致病微生物污染后,再应用于患者的眼中,可引起严重危害。因此,滴眼剂应密闭或密封,在凉处避光保存,不宜久储。有"效期"规定的滴眼剂,注意"先产先出,近期先出",以防失效。

根据滴眼剂包装的不同,储存时还应注意:

①滴眼瓶包装:此包装不很严密,其胶帽易脱落、出口处易析出结晶,有时还有生霉现象。储运时应轻拿轻放,以免破碎;并且应将尖头朝下,直立存放,防止药液长期浸渍橡皮帽,使其脱色、脱屑而污染药液。冬季还应防冻。

②塑料滴眼瓶包装:一般瓶口熔封,临用时剪开,所以为密封包装,受外界因素影响较小,并且不易破碎。但验收、保管时不易作澄明度检查。所以这种包装的滴眼剂主要根据主药的特性采取适宜的保管方法。

③平底立式滴眼瓶:这种包装小瓶上带有滴管,比较严密,如醋酸可的松眼药水(混悬液)常用此种包装盛装。储存时应注意不要倒置。

④滴鼻剂:其包装与保管方法均与滴眼剂相同。

8.糖浆剂的保管养护 糖浆剂系指含药物或芳香物质的高浓度蔗糖水溶液。单纯蔗糖的近饱和水溶液称为单糖浆。

(1)糖浆剂的一般保管方法:糖浆剂如制备及储存不当,易产生霉败、沉淀和变色等质量变异。热、光线或空气均能使糖浆发生变化,因此糖浆剂在保管时,应注意密闭,并在30℃以下避光保存。

(2)糖浆剂在储存期的防霉败措施:糖浆剂如糖的浓度适当,本身具有良好的防腐作用,含糖浓度低的一般亦加有防腐剂。但是在储存保管期间,如糖浆剂包装不严、受热或被污染,则仍易出现生霉、发酵,甚至变酸、发臭、产生二氧化碳气体,严重时产生的气体较多,受热膨胀,可使容器爆裂,在南方潮热地区,这种情况尤易发生。

因此,糖浆剂的保管养护关键在于防止糖浆霉败,其主要措施应以防热、防污染为主。如:炎热季节温度较高,应置阴凉通风处保存,或采取降温措施;梅雨季节需加强养护和检查,发现封口不严,应予烫蜡密封,瓶塞上面或瓶盖内纸垫如出现生霉,应用消毒棉沾乙醇(70%)拭净,以防蔓延;南方潮热地区则更应掌握"先产先出"原则,加快流通,不宜久储。

(3)糖浆剂沉淀的处理:含浸出制剂的糖浆剂,在储存过程中往往会出现浑浊或沉淀。可通过具体分析后进行处理。

①如少量沉淀,摇匀后能均匀分散者,则仍可供药用。

②如沉淀系无效物,可以过滤除去,但操作中应注意清洁卫生,严防微生物污染。

③复方糖浆中所产生的沉淀物,必须确定为无效物或对患者服用不利时,再做处理。

④由于糖浆败坏产生的浑浊、沉淀则不可再供药用。

(4)糖浆剂的防冻问题:糖浆剂为水溶液,一般含糖浓度较高,故不像水剂类易于冻结,但冬季在特冷的地区,有些含糖量较低的糖浆亦会发生凝结。根据初步试验,含糖量在60%(克/毫升)以上的药用糖浆在-21.5℃的低温下一般不冻结,主要因为药用糖浆除含糖外,还含有流浸膏、酊剂或其他化学药物,有的还含有酒精或甘油(糖浆中防腐剂),这些都是降低冰点的重要因素,所以它们的冰点远远低于60%的单纯蔗糖溶液。含糖量在60%以上的药用糖浆虽然多数在-25℃的低温情况下能发生冻结,但一般仅呈凝冻状态,质地松软,亦没有包装破裂现象,当放置室温中即可全部自行解冻,和留样对比没有显著区别和变化,亦无蔗糖析出的不溶现象。

因此,药用糖浆含糖量在60%以上的,一般可不防冻,个别特冷地区可根据情况决定;含糖量为60%以下的制剂,则应根据处方及各地气温情况考虑是否需要防冻。若糖浆剂遇冷受冻,一般可置室温中自行解冻,受冻严重者则可置温水中缓缓溶化,解冻后复呈澄清者可供药用。

9. 含乙醇制剂的保管养护方法　含乙醇制剂系指以乙醇作溶媒制成的各种制剂。常见的有以下几种。

(1)酊剂:系指药物不同浓度的乙醇浸出或溶解而制成衡澄清液体制剂,亦可用流浸膏稀释制成。

(2)醑剂:一般系指挥发性药物的乙醇溶液;挥发性药物多半为挥发性油。含挥发性碘的乙醇溶液,应属醑剂,但习惯上仍称为"碘酊"。

(3)流浸膏剂:系指药物用适宜的溶液浸出有效成分,蒸去部分溶剂,调整浓度至规定标准而制成的制剂。

(4)其他含乙醇制剂:以不同浓度乙醇为溶媒,含乙醇量较高(常在60%以上),一般为成药,如十滴水、癣药水、牙痛水等。

大多数含乙醇制剂,在储存中比较稳定,乙醇具有良好的防腐作用,含乙醇量在40%以上的尚能延缓某些药物的水解,只有少数品种如洋地黄酊、麦角流浸膏等易分解变质。因此,对于本类制剂应主要根据乙醇易挥发、易燃烧的特性加强保管。

①防受热挥发:应密闭,在阴凉处保存。夏季注意防热,不宜堆码过高,应适当留出顶距。储存过程中应经常检查有无挥发减量,若有挥发应及时整理加固包装。

②防火:含乙醇制剂易燃烧,故储藏地点应杜绝火源、火种,并防止与易燃物品共存一处,以防引起火灾。

③避光:许多含乙醇制剂的有效成分遇光易变质,如阿片酊(含吗啡)、麦角流浸膏、亚硝酸乙醇醑、癣药水(含酚类)等,受日光照射后能发生沉淀、变色、效价或含量降低等变化。所以含乙醇制剂一般都应密封在避光容器内,在阴凉处保存。

④防久储变质:有"效期"规定的制剂或个别易于分解变质的制剂,除应按上述要求进行保管外,还应进行定期检查,严格掌握"先产先出,近期先出"的原则,以防过期失效或久储变质。

10. 气雾剂的保管养护　气雾剂系指药物和抛射剂同装封于带有阀门的耐压容器中,使用时以雾状形式喷出的制剂。

由于气雾剂中的药物装在特制阀门系统的严密封闭容器内,能长期保持清洁和无菌状态,并能避免与空气、水分和光线的接触,故性质一般比较稳定。但是气雾剂装有抛射剂,具有一定的内压,目前又多为玻璃容器包装,遇热、受撞击后易发生爆炸,造成损耗。因此,气雾剂应置阴凉处保存,避免受热或日光直晒,搬运时注意轻拿轻放,对所含药品性质不稳定(如异丙肾上腺素气雾剂等)还要掌握"先产先出"的原则。

11. 软膏剂保管养护　软膏剂系指药物加入适宜基质中制成的半固体外用制剂。

软膏剂在储存期间的稳定性,与软基质、药物的性质、储存的条件(温度、光线、湿度)、容器和包装的形式等有关。用凡士林作基质的软膏一般比较稳定,但若含有某些不稳定的药物,亦容易变质。用动植物油脂作为基质的软膏易于酸败,光线、空气、温度等均能促使其酸败,故不易保存。乳剂基质、水溶性基质的软膏不稳定,如系用塑料管包装,久储后易失水或霉败。因此软膏剂应根据药物和基质的性质,结合包装容器的特点进行保管。

(1)一般软膏剂都应密闭在30℃以下保存。乳剂基质和水溶性基质制成的软膏,冬季还应防冻、避热保存,以免水分与基质分离,失去其均匀性。

(2)软膏剂中含有不稳定的药物或基质时,除应根据它们的性质加强保管外,还应掌握"先产先出"的原则,避免久储。

(3)有"效期"规定软膏剂如抗菌类软膏、避孕软膏等,应严格掌握"先产先出,近期先出"的原则,防止过期失效。

(4)具有特殊臭味的软膏剂,如碘仿软膏、黑豆馏油软膏、复方松馏油软膏等,应置凉处,并与一般药物隔离存放,以防串味。

(5)眼用软膏的包装已经灭过菌,保管中不应随便启开,以防微生物污染。

(6)根据软膏包装容器的特点,保管中尚需注意:

①锡管装:已具备避光、密闭的条件,在30℃以下存放即可,但在储运中要防止重压,堆放不宜过高,以防锡管受压发生变形或破裂。

②塑料管装:因质软、有透气性,装有亲水性基质、水溶性基质的软膏在南方潮热地区多不稳定,保管中应注意避光,避免重压与久储。

③玻璃瓶装:棕色瓶装的已达避光要求,可密闭在干燥处保存,若系无色玻璃瓶装的必要时还要考虑避光,储运中应防止重摔,并不得倒置侧放,以免破碎、流油。

④扁形金属或塑料盒:已达避光要求,可密闭储于干燥处,储运中应防止重压,亦不得倒置侧放,以免包装变形或流油。

12.栓剂的保管养护　栓剂又称坐药或塞剂,是由药物和基质均匀混合制成的一种具有一定形状和剂量的固体剂型,专供塞入肛门、阴道等腔道使用。

栓剂由于基质之特性,易受温度、湿度的影响而发生熔化走油、软化变形等质量变异现象,因此栓剂在储存期间应充分注意防热、防潮,具体保管方法如下。

(1)栓剂一般应存放于干燥凉处或25℃以下储存,防止重压,并且储存时间不宜过长,以免腐败、酸败。此外,因栓剂为体腔内用药,保管中还应注意清洁卫生,防止异物、微生物的污染。

(2)甘油明胶基质栓引湿性强,吸潮后变不透明并有"出汗"现象,气候干燥时又易干化,故应装在玻璃瓶中密塞,于凉处保存。

(3)对受热易熔化,遇光易变色的栓剂,如避孕栓、安钠素栓,应密闭、避光在凉处保存。

13.膜剂的保管养护　膜剂为药物溶解或均匀分散在基质(成膜材料)中经加工成型的膜状药物制剂。

膜剂为一种新发展的剂型,目前尚未广泛生产与使用,其稳定性也有待于进一步的研究。因此,膜剂主要根据主药与成膜材料的特性,并结合包装的性能进行保管养护。膜剂的包装多有透气、透湿、透光性,故一般都应密封,在干燥处避光保存。

(八)药品出库复核

1.一般药品　必须由配货发货人、复核人两人签字。

2.特殊药品　必须由配货发货人、两个复核人三个人签字。

3.直调药品的管理

(1)定义:将已购进但未入库的药品从供货方直接发送到向本企业购买同一药品的需求方。

(2)要求:由本企业专职质量人员检查药品;必须按规定做好检查记录;验收地点在供货

方;不允许委托检查。

(九)仓库的建筑要求

1. 普通库房　多数属于普通库房,一般由砖木、钢架或钢筋混凝土等建成,适用于多数药品的储存。这类库房的要求是:

(1)库房内部地坪应高于库外地面,坚实平坦,隔潮效能良好。

(2)墙壁完整坚固,内侧平滑,底层库墙内侧接近地面部应有防潮层。

(3)库顶不渗水,并具有较好的隔热性能。

(4)库房门应相对设置,便于通风。门窗、通风孔(排风扇等)应结构精密,"关"能密闭,"启"能通畅,灵活方便,并能防止雨水侵入。

(5)多层库房的楼面沿外墙处应设置泄水孔,其间距应不大于 30 m。

(6)单层库房的高度不低于 6 m;多层库房的高度每层不低于 5 m,层次不限。

2. 密闭库房　密闭库房应选用钢筋混凝土结构的建筑,并经过有效的隔绝材料处理,其防潮、防热性能应高于普通仓库,具有隔湿、隔气和避光等功能,适宜于怕潮、怕热、怕光等商品的储存。

3. 气调库房　气调库房是专供中药采取气调养护的固定设施,其建筑结构除有较严密的隔气隔热性能外,还应具备库内外空气压力正负差的承受力。同时,其密闭性要求也较高,一般以平均每24 小时氧气的回升率在0.5%以下者为符合,若回升率在0.2%~0.4%为性能良好。

4. 低温库房　系采取密闭与制冷技术,使室内温度控制在合适的低温状态的库房。根据设施的不同,可分为空调库与冷风库两类。

(1)空调库房:采取多种隔气、隔热等材料进行密闭,以保持库内外隔绝。库房单间面积一般不宜过大,以 20 ~ 30 m² 为宜,以利于温湿度的控制。高温季节其温度应控制在 20 ~ 25℃,若设施完善,制冷的功率大,使温度保持在20℃以下,则对商品养护更有利。

(2)冷风库房:冷风库由密闭库房和制冷机房等组成。库房内侧必须经过绝缘隔热等技术处理,库门应设置"风幕",其启动与库门启闭同步。在库房与外界连接部应配建"缓冲房"使出库商品能短暂停留而缓慢升温,避免商品表面产生"结露"受潮。冷风库房内的温度,在夏季高温时应控制在2~10℃;相对湿度以70%为宜。

5. 地室(洞穴)库房　具有温湿度变化小、夏季防高温、冬季防低温(冻结)的功能。这类库房应有良好的密闭隔湿性能,配备有效的空气调节(排风)和去湿器等设施,使库内相对湿度保持在60%~70%。地室(洞穴)与外界连接处,也应建成"缓冲室",防止夏季商品出库受温差过大而受潮。

6. 专储商品库房　按照部分药品的特殊性能或同类性能以及经济价值等保管要求,分别设置专储库房集中保管,可加强管理,既能符合《药品管理法》的储藏要求,又能开展合适的养护措施,方便作业。

(1)毒麻品库房:系毒性、麻醉品中药的专储库房。是根据《药品管理法》和相关毒性药品、麻醉药品管理方法等法规要求而设置的。库房一般属于小型,有坚固的防护设施,库内凉爽干燥,备有特制的固定容器,以达到安全可靠。

(2)危险品库房:根据《中华人民共和国消防条例实施细则》及《仓库防火安全管理规则》的规定,必须严格对易燃易爆药物实行妥善储藏。库房应单独修建,有明显的标志,与其他库房应保持有 20 m 的距离。若储藏性质不同及安全防治方法有异的药物,应有可靠的隔离墙分储,以确保储存安全。

（3）细贵类库房:中药中的贵重药品,经济价值大,保管责任重,必须有专库储藏。库房结构应坚固,有可靠的安全防盗装置,养护要求严格,除设有特制的容器外,还宜配置降温去湿等设施。

（4）动物类库房:中药的动物类商品(兽骨、皮、甲、昆虫躯体等),都具有特异气味兼易生虫发霉。专储可防止与其他药物的串气,也有利于集中采取养护措施。这类库房应防潮防热,并应有防治仓虫的条件和设施。对储存量小的品种,库房内可修建货架分层堆放或有固定的密闭容器储存。

（十）仓库的附属建筑

1. 通道　仓库库内通道是保证运输车辆畅通和方便搬运的必要路面(水泥或沥青)。要求平坦光洁,四周通畅,转弯或出入处应设交通指示牌,以确保行驶安全。一般负重水泥地面为 5 吨/m²;沥青地面为 2.5~3 吨/m²。

2. 料台　料台是仓库收发装卸商品的必要作业场地。一般修筑在库房的前沿,其高度应与运输车的车面地板持平(约距地面高 0.9 m),以利装卸操作。若料台设有棚盖,也可作为待运商品的临时堆放点或发货台。

3. 晒场　根据中药的特点,仓库应修筑必要的商品摊晒场地。场地应选干燥地段,四周不受或少受建筑物遮蔽的影响,铺设水泥地面,表面平坦光洁。也可利用钢筋混凝土建成的库房平顶,经过技术加工作为晒场使用。

4. 加工(整理)场地　商品的加工整理是中药仓库常规作业,应有专供作业的室内场地。要求光线充足,空气流通,装有通风除尘设施,备置必要的操作用品和机械器具。

四、实践内容

1. 叙述库房上货过程中药品摆放要求。

2. 叙述药品储存保管制度有哪些。

3. 根据教学内容,分别开展药品入库验收模拟训练。

(1)将全班学生 6 个人一组,分成若干组。

(2)教师根据教学内容,设置药品入库验收模拟训练情景案例,包括:①数量验收;②包装验收;③质量验收;④特殊管理药品验收。

(3)要求每组学生,在进行模拟前,必须将模拟内容熟悉,并能知晓相关的重点注意事项。

(4)从教师手中抽取案例,进行模拟训练。

①设计情境可由扮演患者的学生自由演绎。

②其他组的学生为评委,对模拟过程中存在的问题给予书面指出及评价。

③模拟完毕,其他学生可以给扮演学生提出建议。

④学生第一轮模拟练习结束可以互换角色,按同样的方法进行练习。

4. 结合药物剂型,详细阐述常见剂型药物的保管方法。

(1)将全班学生 6 个人一组,分成若干组。

(2)教师根据教学内容,设置药品入库后保管养护模拟训练情景案例。

①片剂的保管养护。

②胶囊剂的保管养护。

③丸剂的保管养护。

④注射剂的保管养护。

⑤散剂的保管养护。

⑥冲剂、干糖浆的保管养护。

⑦水剂的保管养护。

⑧糖浆剂的保管养护。

⑨含乙醇制剂的保管养护。

⑩气雾剂的保管养护。

⑪软膏剂保管养护。

⑫栓剂的保管养护。

⑬膜剂的保管养护。

（3）要求每组学生，在进行模拟前，必须将模拟内容熟悉，并能知晓相关的重点注意事项。

（4）从教师手中抽取案例，进行模拟训练。

①设计情境可由扮演患者的学生自由演绎。

②其他组的学生为评委，对模拟过程中存在的问题给予书面指出及评价。

③模拟完毕，其他学生可以给扮演学生提出建议。

④学生第一轮模拟练习结束可以互换角色，按同样的方法进行练习。

五、思考题

1. 仓库中药品分类储存的基本原则、主要内容有哪些？

2. 简述各种剂型药品的储存要求。

3. 简要说明易泛油药材的养护方法。

4. 一般药品的保管方法有哪些？

第十一节　医院药库见习

一、实践目的

通过医院药库见习，掌握药库管理的一般程序与规章制度、药品保管和养护以及特殊药品的管理，熟悉医院药库账务管理方法及各种报表，在药师的指导下，完成药品入库验收工作。

二、实践器材

医院中、西药库设施，库存药品。

三、实践指导

（一）方法步骤

1. 学生分组。

2. 分别由医院相关岗位管理人员进行讲解。

3.药品入库验收模拟训练包括：①数量验收；②包装验收；③质量验收；④特殊管理药品验收。

（二）注意事项

要求学生认真听讲并做好记录，未经允许不要随意触摸药库中的物品。

（三）结果

学生完成作业：写出通过参观取得哪些收获，并叙述药品入库验收步骤和具体内容。

四、思考题

药品保管和养护以及特殊药品的管理的意义。

第十二节　药历书写

一、实验目的

1.熟悉药历的定义、作用。

2.熟悉药历书写的主要形式与内容。

3.通过药历主要形式与内容的学习，熟悉药历的书写。

二、实践器材

《药历书写要点》指导（试行）。

三、实践指导

（一）药历的定义、作用

1.定义

（1）药历是临床药师在药学服务（pharmaceutical care）实践中形成的对患者药物治疗过程的记录。

（2）药历是药师对患者进行个体化药学诊断、治疗评估等判断性服务的书面证明文件。

（3）药历是指药师、药品供应者或用药者在使用药品过程中记录（包括住院用药药历和患者自行携带的药品使用记录药历）。这三种叙述有明显的差距，但都表明药历的作用与内容。

2.作用

（1）药历是药师为参与药物治疗和实施药学服务而为患者建立的用药档案，其源于病历，但又有别于病历。

（2）药历由药师填写，作为动态、连续、客观、全程掌握用药情况的记录，内容包括其监护患者在用药过程中的用药方案、用药经过、用药指导、药学监护计划、药效表现、不良反应、治疗药物监测（therapeutic drug monitoring，TDM）、各种实验室检查数据、对药物治疗的建设性意见和对患者的健康教育忠告。以保证患者用药安全、有效、经济，便于药师开展药学服务。

（3）作为医疗团队中的一员，临床药师应对所提供的治疗监护主要内容进行记录，一方面对保护患者药物治疗的完整性有着十分重要的意义，另一方面也体现了临床药师的责任和提供服务的价值。

（4）建立患者药历的主要目的是为完整保存与传递信息，还可用于教育（如培训学生）、研究（如临床药物应用评价）和质量认证评估。医疗机构应制定药历书写规范与相应的规章制度，以有助于临床药师与医师、护士之间的良性互动，有助于培养临床药师临床思维的建立和判断能力的提升。

（二）药历的书写形式与内容

1. 药历书写形式　药历书写的形式应符合各类疾病诊疗书写要点和不同患者的药物治疗特点，可根据需要选择应用 SOAP 格式（主观症状、客观表现、疗效评价和治疗计划）或 TITRS 格式（问题标题、概述、正文、建议和签名）。

（1）SOAP 药历模式

S（subjective）：即主观性资料，包括患者的主诉、病史、药物过敏史、药品不良反应史、既往用药史等。

O（objective）：即客观性资料，包括患者的生命体征、临床各种生化检验值、影像学检查结果和血、尿及粪培养结果、血药浓度监测值等。

A（assessment）：即临床诊断以及对药物治疗过程的分析与评价。

P（plan）：即治疗方案，包括选择具体的药品名称、给药剂量、给药途径、给药时间间隔、疗程以及用药指导的相关建议。

（2）TITRS 药历模式：指主题（title），诊疗的介绍（introduction），正文部分（text），提出建议（recommendation）和签字（signature）模式。

2. 应在药历中记录的信息　临床药师在药历中记录的信息应根据各类疾病治疗指南与不同患者的特点和需求有所侧重。应记录的基本信息如下（不仅局限于下面所列举的内容）。

（1）患者一般信息：包括患者姓名、科别、年龄、民族、病案号、入院诊断及既往病史。

（2）患者既往用药史，药物、食物及其他物质过敏史和主要临床症状。

（3）现病：疗效、主诉、病史、检查指标、结论等；用药医嘱和所用药品的通用名称、剂型、剂量、给药次数、给药途径。

（4）患者肝、肾功能情况及已出现的和潜在的与用药相关的问题。

（5）审核用药医嘱和药学监护

①规定必须做皮试的药品，处方医师与护士是否注明过敏试验及结果的判定；

②处方或医嘱用药与临床诊断的相符性；

③剂量、用法的正确性；

④选用剂型与给药途径的合理性；

⑤是否有重复给药现象；

⑥是否有潜在临床意义的药物相互作用和配伍禁忌；

⑦所选药品的毒副作用与不良反应情况；

⑧患者对用药方案依从性程度；

⑨与用药方案密切相关的临床和药动学检验数据的相关；

⑩其他用药不适宜情况。

（6）药师对患者、护理的教育与指导。

（7）药师对药物治疗方案的理解与感想。

（三）药历书写基本规范

1. 药历书写应当使用蓝黑墨水、碳素笔，需复写的资料可以使用蓝或黑色油水的圆珠笔。

2. 药历书写应当使用规范的中文和医学、药学术语。通用的外文缩写和无正式中文译名的症状、体征、疾病名称等可以使用外文。药品名称应当使用中文或英文通用名称。

3. 药历书写应当文字工整，字迹清晰，表述准确，语句通顺，标点符号正确，保证语句完整。书写过程中出现错字时，应当用双线划在错字上，不应采用刮、粘、涂等方法掩盖或去除原来的字迹。

4. 药历应当按照规定的内容书写，并由临床药师签名。实习药学人员、试用期药学人员书写的药历，应当经过本医疗机构的临床药师审阅、修改并签名。进修药学人员应当由接收进修的医疗机构根据其胜任本专业工作的实际情况认定后书写药历。

5. 上级临床药师有审查修改下级临床药师书写药历的责任。修改时，应当注明修改日期，修改人员签名，并保持原记录清楚、可辨。

（四）熟悉药历书写应符合相关法律、法规与规章制度的要求

1. 尊重患者的隐私权与知情权，交流方式应简单明确。

2. 书写药历应符合相关法律、法规和规章制度，应遵循各类疾病标准诊疗指南。

3. 应使用非判定性语言，小心避免使用带有责备意义的词汇（如错误、失误、意外和疏忽）或表示护理不当的词汇（如糟糕的、有缺陷的、不充分的、不合适的、不正确的、差的、有问题的和令人不满的），事实记录应明确、简明和客观，应反映医疗团队设定的目标。

4. 应医师和其他医务人员要求回答的咨询内容的记录以及参加会诊的记录可以是直接的意见和适当的建议。对未经邀请的非正式咨询内容以及临床、检查所见、用药意见和建议的记录应更精细些，提出的问题和建议应是商榷式的，避免使用责问或命令式口气。

（五）药历书写基本规范内容

目前国内医院药历书写大多采用 SOAP 模式（表 1-10），依据中国药学会医院药学专业委员会《中国药历书写原则与推荐格式》2007 年版的要求，其基本内容应包括：

1. *患者基本情况*　包括患者姓名、性别、年龄、职业以及与疾病相关的婚姻状况、身高体重或体重指数、家族史、药物过敏史、病案号或病区病床号、"医保"或其他费用情况、生活习惯（吸烟、摄盐、嗜酒、爱好等）和联系方式（电话、邮址、网址等）。

2. *病历摘要*　入院时间、既往病史、体格检查、临床诊断、非药物治疗情况、既往用药史、主要实验室检查数据、出院或转归。

3. *用药记录*　药品名称、规格、剂量、给药途径、起始和停药时间、联合用药、不良反应。

4. *药物治疗干预措施*　记录药学监护计划、用药中的问题、药学干预内容、药物浓度监测数据、药物治疗中建设性意见。

5. *结果评价*　包括药学干预和意见的被采纳情况，及提高用药的有效性、安全性、经济性和患者用药依从性的结果，分析讨论，对患者进行健康教育内容。

表 1 - 10　药历书写

教学药历首页

建立日期：<u>2011</u> 年<u>11</u> 月<u>8</u> 日　　　　　　　　　　　　　　　　　建立人：_____

姓名	张三	性别	男	出生日期	1973 - 07 - 23	住院号	0733634 - 1
住院时间：2011 年 11 月 8 日				出院时间：2011 年 11 月 22 日			
籍贯：＊＊＊		民族:汉族		工作单位:无			
联系方式		无					
身高(cm)		170	体重(kg)		70	体重指数	24.2 kg/m²
血型		AB	血压 mmHg		145/75		
不良嗜好(烟、酒、药物依赖)		嗜烟:一天 10 支,有 10 余年					
既往病史:无							
既往用药史:无							
家族史:1. 否认家族性遗传性疾病史 　　　2. 否认家族性传染性疾病史							
过敏史:无							
药物不良反应及处置史:无							
入院诊断:脑梗死　高血压							
出院诊断:脑梗死　高血压							
临床诊断要点:1. 中年男患,38 岁,脑梗死 1 个月 　　　　　　2. 以"右侧肢体运动不灵 4 日"入院 　　　　　　3. 查体:神清,反应迟缓,构音障碍,右上肢肌力 4 级,右下肢肌力 4 级,双侧病理征(+),共济运动差 　　　　　　4. 头 CT 示右壳核腔隙性脑梗,脑干软化灶							
治疗原则:1. 降纤,抗凝 　　　　2. 脑保护 　　　　3. 改善循环 　　　　4. 监测血压							
<div align="center">药物治疗日志</div>							

2011 - 11 - 8　　　　　　　　首次病程记录

主诉:右侧肢体活动不灵 4 日

经查体和辅助检查,临床初步诊断为脑梗死

制定用药方案:

　　5% 葡萄糖注射液 250 ml + 马来酸桂哌齐特注射液(克林澳)160 mg　qd ivgtt

　　0.9% 氯化钠注射液 100 ml + 依达拉奉注射液(必存)30 mg　qd　ivgtt

　　5% 葡萄糖注射液 250 ml + 疏血通注射液 6 ml　qd　ivgtt

　　硝苯地平控释片(拜新同)　30 mg　qd　po

2011 - 11 - 9
主诉:患者无不适主诉
查体和辅助检查
制定用药方案:阿托伐他汀钙片(阿乐)　　20 mg　　　qd po
0.9%氯化钠注射液 100 ml + 注射用泮托拉唑钠(韦迪)40 mg　qd ivgtt
其余治疗药物同前
2011 - 11 - 12
主诉:患者无不适主诉
查体和辅助检查
制定用药方案:5%葡萄糖注射液 250 ml + 纳洛酮注射液 4 mg qd ivgtt
羟乙基淀粉(万汶)　　　　500 ml　　　　qd ivgtt
其余治疗药物同前
2011 - 11 - 13
主诉:患者今日一般状态良好
查体和辅助检查
制定用药方案:继续目前治疗
2011 - 11 - 15
主诉:患者无不适主诉
查体和辅助检查
制定用药方案:继续目前治疗
2011 - 11 - 17
主诉:患者无不适主诉
查体和辅助检查
用药方案:硫酸氢氯吡格雷片(波立维)　　75 mg　　qn po
0.9%氯化钠注射液 100 ml + 依达拉奉注射液(必存)　30 mg　　bid ivgtt
2011 - 11 - 18
主诉:患者自诉左侧肢体偶发抖动
查体和辅助检查
用药方案:0.9%氯化钠注射液 100 ml + 依达拉奉注射液(必存)30 mg　　qd　ivgtt
5%葡萄糖注射液 250 ml + 舒血宁注射液 20 ml　　qd　ivgtt
2011 - 11 - 19
主诉:患者无不适主诉
查体和辅助检查
用药方案:0.9%氯化钠注射液 250 ml + 注射用脑蛋白水解物(曲奥)180 mg　　qd ivgtt
2011 - 11 - 20
主诉:患者自诉肠胃不舒服
查体和辅助检查
用药方案:胆汁槟榔维 B 胶囊(胃肠舒) 0.8 g　　tid po

2011 - 11 - 22　患者今日出院,进行出院教育
出院教育
男患,38 岁,出院时诊断为脑梗死。出院时应对患者及其家属进行积极的二级预防宣教,包括药物治疗和生活方式的改变,以预防疾病复发。 1. 出院用药: 调血脂 　　阿托伐他汀钙片(阿乐)10 mg　qd　po 　　抗血小板药 　　硫酸氢氯吡格雷片(波立维)75 mg　qn po 降压治疗 　　硝苯地平控释片(拜新同)　30 mg　qd　po 2. 用药注意事项: A. 对患者及家属进行用药教育,告知阿托伐他汀钙片(阿乐),应每次 1 片,每日 1 次,口服。最常见的不良 　　反应为便秘、胃肠胀气、消化不良和腹痛,通常在继续用药后缓解。 B. 硫酸氢氯吡格雷片(波立维)上市后经验报告中:出血为最常见的反应,并且报告最多的是发生在治疗 　　开始的第一个月内,常见胃肠道反应,如腹泻、腹痛和消化不良等。 3. 如患者出现新的症状,或用药期间出现任何不良反应,应及时就诊。 4. 定期复查。
药物治疗总结
患者住院期间药物治疗经过概述: 　　男患,38 岁,脑梗死 1 个月,以"右侧肢体活动不灵 4 日"入院,查体:BP:145/75 mmHg,意识清楚,反应稍迟钝,构音障碍,双侧瞳孔等大同圆,对光反射存在,眼球各方向运动充分,右上肢肌力 4 级,右下肢肌力 4 级,余肢体肌力及肌张力正常,腱反射正常,双侧病理征(+),共济运动差。临床诊断为脑梗死,经过降纤、抗凝,阻止病情进展,脑保护,改善循环,监测血压,完善相关检查等对症支持治疗,出院时,患者病情好转、稳定,查体:意识清楚,构音不佳,双眼眼球活动良好,双侧瞳孔等大同圆,对光反射良好,四肢肌力 5 级,肌张力正常,双侧咽反射弱,双侧共济差,双侧感觉对称。 临床用药合理性评价: 1. 改善血循环 2. 脑保护 3. 调血脂 4. 抗溃疡药 5. 能量补充药 6. 抗血小板药 7. 改善脑代谢药 8. 调整胃肠功能 9. 降压治疗 临床药学服务要点: 1. 对患者及家属进行适宜的用药教育,告知各治疗药物的用药目的、用法用量、用药注意事项,以提高患者用药依从性。 2. 关注临床药物治疗方案的合理性。 3. 关注静脉给药的输注速度、溶媒配伍以及是否发生不良反应。 4. 进行认真、适当的出院用药教育。

续表

临床带教教师评语
药学带教教师评语

四、实践内容

1. 听讲药历定义、作用、主要记录信息与书写规范要求后,认真阅读(每次实验前必须阅读实验要求)。

2. 按照药历定义、作用、主要记录信息与书写规范要求,查阅教学药历,分别找出该教学药历主要记录信息。

五、思考题

1. 什么是药历? 药历有何作用?

2. 药历的书写形式与内容有哪些?

3. 简述药历书写的基本规范。

第二章 >>>

医院制剂室及药厂工作情景模拟实训

第一节　医院制剂室见习

一、实践目的

学生通过到医院制剂室见习,掌握医院制剂的目的和要求,熟悉制剂室环境卫生管理要求,明确不同洁净区的操作要求和操作内容,熟练使用制剂室的相关设备;熟悉普通制剂的制备操作,明确制剂质量检查的内容。

二、实践要求

(一)制剂室环境卫生管理

1. 通过见习,能划分清楚制剂室的一般控制区、控制区、洁净区。明确不同制剂场所对工作人员的服装、行为约束,能严格执行各项操作的相关管理制度。

2. 熟悉洁净室的消毒标准操作,能严格按照消毒要求进行清洁操作,包括清洁工具的清洗,清洁结果能符合验收标准。

3. 能正确清洗制剂室所应用的玻璃器具、小工具,例如不锈钢桶等。

4. 能正确清洗制剂室的制水系统,并对储水管道以及输送泵等相关装置进行正确灭菌操作。

5. 掌握制剂室工作人员的清洁卫生规章制度,并严格执行。

(二)制剂室岗位操作管理

1. 掌握制剂室药物称量岗位的操作规程,并能熟练称量药物,包括药物的取放、称量器具的校对使用、剩余药物的处理、相关记录的填写等。

2. 掌握直接接触药品的包装的清洗、消毒程序。

3. 熟悉领料、投料、配料岗位的操作规程,并能协助工作人员进行简单操作。

4. 掌握药品贴签、包装岗位的操作步骤,能正确粘贴标签,熟练包装药品,知道多余的标签和包装的处理。

5. 熟悉岗位清场交接班制度。

6. 参观了解灭菌制剂的操作规程。

7. 熟悉中药材的煎煮、回流、渗漉、蒸馏、浓缩等操作规程,掌握各操作岗位的操作要点或注意事项。

8. 了解各中药制剂生产岗位洁净度要求以及配置前准备工作要求。

9. 熟悉中药材切片操作规程,并能熟练切片。

10. 了解中药材的炮制操作规程,包括炮制操作要诀与质量要求。

11. 熟悉各种中西药制剂的制备工艺。

第二节　学习查阅《中国药典》的方法

一、实验目的

1. 熟悉实验室的要求。

2. 熟悉和管理好基本实验仪器。

3. 通过查阅《中国药典》中有关项目和内容的练习,熟悉药典的使用方法。

二、实践器材

《中国药典》2010 年版一部、二部。

三、实践指导

1. 首先确定所需查阅的内容在《中国药典》几部,再确定是《中国药典》的哪部分,即凡例、正文、附录。

2. 根据《中国药典》中的"索引"确定页码。

3. 查出所需内容,在报告中记录结果。

四、实践内容

1. 听教师讲解完实验室要求后,认真阅读。

2. 清点、洗刷基本仪器,熟悉排放秩序。

3. 按照下列各项要求,查阅药典,记录查阅结果并写出所在页数(表 2 - 1):

表 2 - 1　记录查阅结果

顺序	查阅项目	药典页数		查阅结果
1	甘油栓储存法	部	页	
2	甘油的相对密度	部	页	
3	注射用水质量检查项目	部	页	
4	滴眼剂质量检查项目	部	页	
5	葡萄糖注射液规格	部	页	
6	微生物限度检查法	部	页	
7	青霉素 V 钾片溶出度检查方法	部	页	
8	盐酸吗啡类别	部	页	
9	热原检查法	部	页	

顺序	查阅项目	药典页数		查阅结果
10	密闭、密封、冷处、阴凉处的含义	部	页	
11	甘草性状	部	页	
12	甘草鉴别	部	页	
13	甘草浸膏制备方法	部	页	
14	丸剂重量差异检查方法	部	页	
15	流浸膏剂制备方法	部	页	
16	益母草流浸膏乙醇量	部	页	
17	细粉	部	页	
18	易溶、略溶的含义	部	页	

五、思考题

1. 学习实验室要求,有什么意见?
2.《中国药典》二部中溶液百分比浓度表示方法有哪几种?
3.《中国药典》一部收载了哪些种类的剂型?
4.《中国药典》中,我国药品质量标准有哪些?

第三节　称量操作练习

一、实践目的

1. 熟悉架盘天平、电子天平的结构、性能,掌握两种天平的使用方法及称重操作中的注意事项。

2. 掌握各种量器的使用方法及 1 ml 以下液体的量取方法。

二、实践器材

1. 药品　纯化水、甘油、氯化钠、乙醇、凡士林。

2. 器材　架盘天平(载重 100 g)、电子天平、量筒、量杯、滴管、表面皿、滴定管。

三、实践指导

1. 使用量筒和量杯时,要保持垂直,眼睛与所需刻度成水平,读数以凹液面为准。小量器一般操作姿势为:用左手拇指与示指垂直平稳持量器下半部并以中指垫底部;右手持瓶倒液,瓶签朝向手心,瓶盖可夹于小指与无名指间,倒出后立即盖好,放回原处。

2. 药液注入量器,应将瓶口紧靠量器边缘,沿其内壁徐徐注入,以防止药液溅溢器外。量取黏稠性液体如甘油、糖浆等,不论在注入或倾出时,均需以充分时间使其按刻度流尽,以保证容量的准确。

3. 量过的量器,需洗净沥干后再量其他的液体,必要时还需烘干再用。

4. 量取某些用量 1 ml 以下的溶液或酊剂,需以滴作单位。如无标准滴管时,可用普通滴管,即先以该滴管测定所量液体 1 ml 的滴数,再凭此折算所需滴数。

5. 称取药物时要求瓶盖不离手,以左手拇指与示指拿瓶盖,中指与无名指夹瓶颈,右手拿牛角匙。

6. 根据称重药物的性质,选择称量纸或适当容器。根据所称药物的重量,选择天平。一般称取 1 g 以下,0.1 g 以上重量的药物,可选用分析天平或电子天平。

7. 称重还可按称重的允许误差选用天平,其计算公式:

$$相对误差 = 分度值/所要称重的量 \times 100\%$$

四、实验内容

1. 称重操作

称取氯化钠 0.3 g 和 1.4 g、凡士林 3 g,精密称定氯化钠 0.2 g,记录称量具体数值,两人相互检查所选天平及操作是否正确。记录结果(表 2－2)。

表 2－2　记录结果

规定称取量	实际称取量	选用天平	称重结果判断
称取氯化钠 0.3 g			
称取氯化钠 1.4 g			
称取凡士林 3 g			
精密称定氯化钠 0.2 g			

2. 量取操作　量取下列药物,两人相互检查所选量器及量取操作是否正确。记录结果(表 2－3)。

表 2－3　记录结果

药品名称	量取容积(ml)		药物性质	选用量器
纯化水	25	0.5		
乙醇	8	0.3		
甘油	2	0.4		
液状石蜡	5	0.8		

3. 用同一滴管测量乙醇、甘油和蒸馏水三种不同液体每毫升的滴数,记录并比较(表 2－4)。

表 2 - 4　记录并比较

名称	每毫升的滴数(滴)	比较
乙醇		
甘油		
蒸馏水		

五、思考题

1. 什么是天平的相对误差？要称取 0.1 g 的药物,按照规定,其误差范围不得超过 ±10% 。应该使用分度值(感量)为多少的天平来称取?

2. 要称取甘油 30 g,如以量取法代替,应量取几毫升?(甘油的相对密度为 1.25),在量取时应注意哪些问题?

第四节　片剂的制备及质量检查

一、实践目的

1. 通过片剂制备,初步掌握湿法制粒压片的工艺流程及操作。
2. 学会分析片剂处方的组成和各种辅料在压片过程中的作用。
3. 熟悉单冲压片机的基本构造、初步学会压片机的使用。
4. 熟悉片剂的质量检查方法,掌握其中的重量差异、崩解时限的检查方法。

二、实验药品与器材

1. 药品　阿司匹林、淀粉、酒石酸、滑石粉、明胶、蔗糖、川蜡。
2. 器材　架盘天平、电子天平、酒精灯、药筛、烘箱、单冲压片机、片剂四用测定仪、包衣机。

三、实践指导

(一)片剂的制备

片剂系指药物与适宜的辅料混匀压制而成的圆片状或异形片状的固体制剂。片剂是现代药物制剂中应用最广泛的剂型之一,它具有剂量准确、质量稳定、服用方便、成本低等优点。片剂由药物和辅料两部分组成。辅料是指片剂中除主药外一切物质的总称,亦称赋形剂,为非治疗性物质。加入辅料的目的是使药物在制备过程中具有良好的流动性和可压性;有一定的黏结性;遇体液能迅速崩解、溶解、吸收而产生疗效。

通常片剂的制备包括制粒压片法和直接压片法两种,前者根据制粒方法不同,又可分为湿法制粒压片和干法制粒压片,其中湿法制粒压片较为常用。湿法制粒压片适用于对湿热稳定的药物。其一般工艺流程如图 2 - 1。

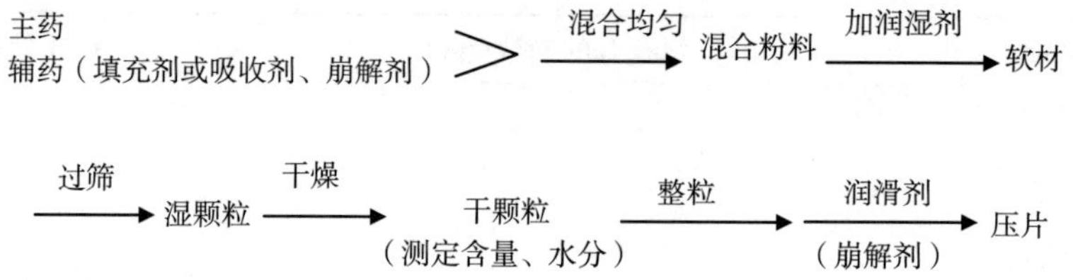

主药
辅药（填充剂或吸收剂、崩解剂）→ 混合均匀 → 混合粉料 → 加润湿剂 → 软材

过筛 → 湿颗粒 → 干燥 → 干颗粒（测定含量、水分）→ 整粒 → 润滑剂（崩解剂）→ 压片

图 2－1　片剂制备流程

　　整个流程中各工序都直接影响片剂的质量。主药和辅料首先必须符合要求,特别是主药为难溶性药物时,必须有足够的细度,以保证与辅料混匀及溶出度符合要求。主药与辅料是否充分混合均匀与操作方法也有关。若药物量与辅料量相差悬殊时,可用等量递加法(配研法)混合。

　　制粒是制片的关键。湿法制粒,首先需根据主药的性质选好黏合剂或润湿剂,制软材时要控制黏合剂或润湿剂的用量,使之"握之成团,轻压即散",并以握后掌上不沾粉为度。过筛制得的颗粒一般要求较完整,若颗粒中含细粉过多,说明黏合剂量太少;若呈线条状,则说明黏合剂用量太多,这两种情况制出的颗粒烘干后,往往太松或太硬,都不符合压片的颗粒要求。

　　颗粒大小由筛网孔径来控制,一般大片(0.3～0.5 g)选用 14～16 目;小片(0.3 g 以下)选用 18～20 目筛制粒。颗粒一般宜细而圆整。

　　干燥、整粒:已制备好的湿粒应尽快通风干燥,温度控制在 40～60℃。注意颗粒不要铺得太厚,以免干燥时间过长,药物易被破坏。干燥后的颗粒常粘连结团,需再进行过筛整粒。整粒后加入润滑剂混合均匀,计算片重后压片。

$$片量 = \frac{每片主药含量(标示量)}{测得颗粒中主药百分含量(\%)} × 主药含量允许误差范围\%$$
$$+ 压片前加入到平均辅料量$$

　　(二)片剂的质量检查

　　制成的片剂需按《中国药典》的规定进行检查。检查的项目,除片剂外观应完整光洁、色泽均一,且有适当的硬度外,必须检查重量差异和崩解时限。有的片剂《中国药典》还规定检查溶出度和含量均匀度,并明确凡检查溶出度的片剂,不再检查崩解时限;凡检查含量均匀度的片剂,不再检查重量差异。

　　(三)片剂的包衣

　　为了掩盖药物的不良气味,使片剂中药物稳定、定位释放、控制药物释放速度和改善外观等原因,在片剂表面包上适宜材料的衣型,即为包衣片。片剂包衣的种类有糖衣、薄膜衣、肠溶衣三种。

　　(四)单冲压片机的结构和使用

　　1. 单冲压片机的结构简单,操作方便,为目前药房、药厂试制室等小生产和试制工作中常用的设备。其最大的压力为 1.5 吨,产量为 80～100 片/分,一般为电动、手摇两用。

　　2. 单冲压片机结构的主要部位为冲模(包括上冲、下冲和模圈)、冲横平台、饲料靴、加料斗、出片调节器、片重调节器和压力调节器。

　　3. 单冲压片机的使用方法

（1）先装好下冲,旋紧固定螺丝。旋转下调节器(片重调节器),使下冲处在较低部位。

（2）将模圈装入冲模平台,旋紧其固定螺丝,然后小心地将平台装在机座上,注意不碰撞下冲头,以免冲头卷边。稍稍旋紧平台固定螺丝。

（3）装好上冲,旋紧锥形螺纹的螺丝。转动压力调节器使上冲处于压力低的部位,小心慢慢地用手转动压片机的转轮,使上冲头慢慢地下降,至模圈口上方少许处停止,仔细观察上冲头是否正好在模圈的中心部位,如不在中心部位,谨慎地松开平台固定螺丝,轻轻敲打平面,使其移动至上冲头恰在模孔的中心位置,转动转轮使上冲进入模孔,旋紧固定螺丝。再转动转化,上冲在模孔中进出必须灵活无碰撞和硬擦现象为合格。

（4）装好饲料靴及料斗,再次转动轮数次,若无异常现象,则组装正确。

（5）调整出片调节器:转动出片凸轮,使下冲上升到冲头的平面与冲模平板齐平。

（6）调节片重调节器:可根据片重的需要,旋转片重调节器。先称取一个片重的颗粒进行初调。调整时注意勿使出片调节器转动,调整后仍需将固定板压紧。

（7）调整压力调节器:根据片剂松紧度的要求,转动上冲,向右旋转减低压力,向左旋转增加压力。调整后将六角螺母扳紧。所需压力的大小,以压出的片剂硬度合格为准,一般以手稍用力能摇动转轮为宜。

（8）加上颗粒,用手摇动转轮,试压数片,称其平均片重,调节片重调节器,使压出的片重与应压片重相等,同时再次调节压力调节器,使压出的片剂硬度符合要求。一切顺利后,用电动机带动试压,检查片重和崩解时间,达到要求后,正式开车。压片过程中经常观察和检查片重等,发现异常时,应立即停车进行调整。

（9）压片完毕,拆下冲模,擦净,涂牛油或浸于液状石蜡中保存。

4. 注意事项

（1）接上电源时注意旋转方向,是否与转轮箭头方向一致,切勿倒转,否则将会损坏机件。

（2）压片时不可用手在机台上收集药片,以免压伤。

（3）机器负荷过大,卡住不能转动时,应立即停车,找出原因,如果是压力调得太大所致,应降低压力,卸去负荷,切勿使用强力转动手轮,以免损坏机器。

四、实践内容

(一)阿司匹林片的制备

1. 处方

阿司匹林	30 g
淀粉	16 g
酒石酸	0.2 g
10%淀粉浆	2 g
滑石粉	1.5 g

2. 制法

（1）10%淀粉浆的制备:将0.2 g枸橼酸溶于约20 ml蒸馏水中,再加淀粉约2 g分散均匀,加热糊化,制成10%的淀粉浆。

（2）制粒:取处方量阿司匹林与淀粉混合均匀,加适量10%淀粉浆制软材,过16目筛制粒,将湿粒于40~60℃干燥,用16目筛整粒并与滑石粉混匀。

（3）压片:将阿司匹林颗粒放在单冲压片机下压片。

（4）包衣：经测定片重差异，硬度和崩解度合格后，按一般方法包粉衣，顺序如图2-2。

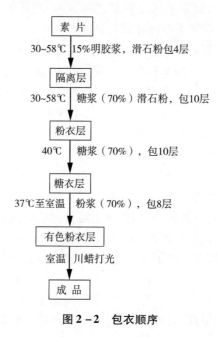

图2-2 包衣顺序

二、片剂的质量检查

1. 外观检查　取样品100片，平铺于白底板上，置于75 W光源下60 cm处，距离片剂30 cm，以肉眼观察30秒。

检查结果应符合下列规定，完整光洁，色泽一致；80～120目色点应<5%，麻面<5%，中药粉末片除个别外应<10%，并不得有严重花斑及特殊异物；包衣中的畸形片不得超过0.3%。

2. 重量差异限度的检查

片重差异：取20片精密称定重量，求得平均片重，再称定各片的重量。按下式计算片重差异。

$$片重差异（\pm\%）= \frac{单片重 - 平均片重}{平均片重} \times 100\%$$

超出重量差异限度的药片不得多于2片，并不得有1片超出重量差异限度的1倍（表2-5）。

表2-5　重量差异限度检查

每片重（g）						
总重（g）	平均片重（g）	重量差异限度	超限的有 X 片	超限1倍的有 Y 片	结论	

(1)片剂重量差异限度(《中国药典》2010版)(表2-6)。

表2-6　片剂重量差异限度

片剂的平均重量	重量差异限度
<0.30	±7.5%
≥0.30	±5%

(2)只需要保留小数点以下两位。

3.崩解时限的检查

(1)安装并检查装置与药典规定是否一致。

(2)取药片6片,分别置于六管吊篮的玻璃管中,每管各加1片,吊篮浸入盛有(37±1)℃水的烧杯中,按一定的频率和幅度往复运动。从片剂置于玻璃管时开始计时,至片剂全部崩解成碎片并全部通过管底筛网止,该时间即为崩解时间,应符合规定崩解时限。如有1片崩解不全,残存有小颗粒不能全部通过筛网时,应另取6片复试,均应符合规定。

①严格按仪器的操作规程使用。

②各类片剂的崩解时限(《中国药典》2010版)(表2-7)。

表2-7　片剂崩解时限

片剂类别	崩解时限(分钟)
普通片	15
浸膏片	45
分散片	3
泡腾片	5
糖衣片	60
薄膜衣片	30
肠溶衣片	盐酸溶液(9→1000)中2小时不得有裂缝、崩解或软化现象,磷酸盐缓冲液(pH 6.8)中1小时应全部崩解并通过筛网

4.硬度检查

(1)指压法:取药片置中指和示指之间,以拇指用适当的力压向药片中心部,如立即分成两片,则表示硬度不够。

(2)自然坠落法:取药片10片,从1m高处平坠于2cm厚的松木板上,以碎片不超过3片为合格,否则应另取10片重新检查,本法对缺角不超过全片的1/4,不作碎片论。

(3)片剂四用测定仪:开启电源开关,检查硬度指针是否零位。将硬度盒盖打开,将药片垂直固定在两横杆之间。将倒顺开关置于"顺"的位置,拨选择开关至硬度档。硬度指针左移,压力逐渐增加,药片碎自动停机,此时的刻度值即为硬度值(kg),随后将倒顺开关拨至"倒"的位置,指针退到零位。测3~6片,取平均值。

①一般片剂硬度要求 8~10 kg/cm²，中药片要求在 4 kg/cm² 以上。

②测定硬度也可用孟山都硬度计。

5. 脆碎度检查　片重为 0.65 g 或以下者取若干片，使其总重约为 6.5 g；片重为 0.65 g 以上者取 10 片。用毛刷刷取脱落的粉末，精密称重，置圆筒中转动 100 次，取出，同法除去粉末，精密称重，减失重量不得过 1%，且不得检出断片、龟裂及粉碎的片。

(1)测定方法：打开片剂四用测定仪的脆碎盒，取出脆碎盒并放入药片，选择开关拨至脆碎位置，便进行脆碎测试。测完拨回空档。关闭电源开关。

(2)脆碎度计算方法　$$脆碎度 = \frac{细粉和碎粒的重量}{原药片总重} \times 100\%$$

$$= \frac{原药片总重 - 测试后药片重}{原药片总重} \times 100\%$$

6. 操作要点与注意事项

(1)阿司匹林在湿润状态下遇铁器易变为淡红色。因此，应尽量避免与铁器接触，如过筛时选用尼龙筛网，并应迅速干燥。且干燥时温度不宜过高，以免水解。

(2)在实验室中配制淀粉浆，可用直火加热，也可用水浴加热。如用直火时需不停搅拌，防止焦化而产生黑点。

(3)加热的温度以温热为宜，温度太高不利于药物稳定，温度太低不利于药物分散均匀。

五、思考题

1. 片剂重量差异与崩解时限检查不合格的主要原因是什么？
2. 试分析阿司匹林片中各辅料成分的作用。
3. 列出片重计算的过程。

第五节　溶液型与胶体溶液型液体药剂的制备

一、实践目的

1. 掌握溶液型液体药剂和胶体溶液型液体药剂的制备方法。
2. 掌握制备液体药剂的基本操作。
3. 比较胶体溶液和溶液的区别。

二、实践器材

1. 药品　蔗糖、纯化水、樟脑、乙醇、羟苯乙酯、羧甲基纤维素钠、甘油、香精、含糖胃蛋白酶、稀盐酸、单糖浆、橙皮酊。

2. 器材　乳钵、烧杯、酒精灯、石棉网、滤纸、漏斗、铁架台、玻璃棒、量筒、架盘天平、称量纸、药匙等。

三、实践指导

溶液型液体药剂是药物以分子或离子(直径在 1 nm 以下)状态分散在介质(溶剂)中所形

成的液体药剂,可供内服或外用。常用溶剂为水、乙醇、丙二醇、甘油或其他混合液、脂肪油等。

属于溶液性液体药剂的有:溶液剂、糖浆剂、甘油剂、醑剂、芳香水剂等。

溶液剂的制备方法有三种,即溶解法、稀释法和化学反应法,三种方法在一定场合下可灵活应用,从工艺上看多用溶解法。

胶体溶液型液体药剂指固体药物的微粒(质点大小一般在 1～100 nm)分散于分散介质中制成的非均相液体药剂。胶体溶液型液体药剂所用到分散介质大多是水,少数为非水溶剂。

胶体溶液型液体药剂的制备过程基本与溶液型液体药剂相同,唯其将药物溶解时,宜采用分次撒布在水面上或药物黏附于已润湿的器壁上,使之迅速地自然膨胀而胶溶。

1. 药物的称量　根据药物量选用架盘天平或电子天平(1 g 以下的药物)称重。根据药物体积的大小,选用不同的量杯或量筒。用量较少(1 ml 以下)的液体药物,也可采用滴管计滴数量取,即所取液体滴数＝液体 1 毫升滴数×所取毫升数。量取液体药物后,应用少许纯化水洗涤量器,洗液并入溶液中,以减少药物的损失。

2. 药物的溶解　取处方总量 1/2～4/5 溶剂,加入药物搅拌或加热溶解。

3. 过滤　根据需要选用玻璃漏斗、布氏漏斗、垂熔玻璃漏斗等,滤材有滤纸、脱脂棉、纱布等,并用溶剂润湿以免吸附药液。过滤完毕,应自滤器上加溶剂至处方规定量。

4. 质量检查　成品应进行相关项目的质量检查。

5. 包装及贴标签　成品质量检查合格后,定量分装于适当洁净容器中,加贴符合要求的标签。

四、实践内容

(一)单糖浆

1. 处方　蔗糖　　　　　　42.5 g
　　　　　纯化水　　　　　适量
　　　　　共制　　　　　　50 ml

2. 制备步骤
(1)取 23 ml 纯化水置于小烧杯中,加热煮沸。
(2)称取蔗糖 42.5 g,加入沸水中,搅拌溶解后,继续加热至 100℃。
(3)将脱脂棉置于漏斗中,将上述液体趁热过滤。
(4)在小烧杯中加入约 20 ml 纯化水,煮沸。
(5)自滤器上添加适量的煮沸过的纯化水,使其冷至室温时为 50 ml,搅匀,即得。

3. 注意事项
(1)纯化水加热时,应采取适当措施防止水的蒸发。
(2)制备时,加热温度不宜过高(尤其是用直火加热),防止蔗糖焦化;加热时间不宜过长,防止蔗糖转化,从而影响产品质量。

4. 质量检查
(1)容量:液体凹面与刻度水平,50 ml。
(2)色泽:无色或淡黄色澄清稠厚溶液。

(二)樟脑醑

1. 处方　樟脑　　　　　　5 g

乙醇	适量
共制	50 ml

2. 制备步骤

(1)用 50 ml 量杯量取乙醇约 40 ml。

(2)称取樟脑 5 g,加入乙醇中,搅拌溶解。

(3)滤纸用乙醇润湿,滤过,自滤器上添加乙醇使成 50 ml,搅匀,即得。

3. 注意事项　本品遇水易析出结晶,故制备时所用器材均应干燥,亦可用乙醇冲洗。

4. 质量检查

(1)容量:液体凹面与刻度水平,50 ml。

(2)色泽:无色澄清溶液,有樟脑臭味。

(三)胃蛋白酶合剂

1. 处方

含糖胃蛋白酶(1:1200)	1 g
稀盐酸	1 ml
单糖浆	5 ml
橙皮酊	1 ml
5%羟苯乙酯溶液	0.5 ml
纯化水	适量
共制	50 ml

2. 制备步骤

(1)量取 40 ml 纯化水于 50 ml 量杯中。

(2)量取稀盐酸 1 ml,单糖浆 5 ml,加入纯化水中,搅匀。

(3)量取橙皮酊 1 ml,用滴管计滴数方法量取 5%羟苯乙酯溶液 0.5 ml,分别加入上述液体中,且随加随搅拌。

(4)称取含糖胃蛋白酶 1 g,分次撒布在液面上,静置,使其自然吸水膨胀、溶解。

(5)加纯化水至 50 ml,轻轻混匀,即得。

3. 注意事项

(1)胃蛋白酶极易吸潮,称取操作应迅速。称完后应及时分次撒布在液面上,不宜长时间露置空气中。

(2)溶解胃蛋白酶时,最好是将其分次撒于含稀盐酸的水面上,静置使其自然膨胀溶解。不得用热水溶解或加热促进溶解,以防失去活性。也不能强力搅拌,以及用脱脂棉、滤纸过滤,防止其对活性和稳定性产生影响。

4. 质量检查

(1)容量:液体凹面与刻度水平,50 ml。

(2)色泽:淡黄色透明溶液,有橙皮芳香气味。

(四)羧甲基纤维素钠胶浆

1. 处方

羧甲基纤维素钠	1.25 g
甘油	15 ml
5%羟苯乙酯溶液	1 ml
香精	适量

纯化水	适量
共制	50 ml

2. 制备步骤

（1）量取 25 ml 纯化水于烧杯中，加热至 70～80℃后，转移至量杯中。

（2）称取羧甲基纤维素钠 1.25 g，分次加入热纯化水中，轻加搅拌使其溶解。

（3）量取甘油 15 ml，加入上述液体中，搅匀。

（4）量取 5% 羟苯乙酯溶液 1 ml 加入上述液体中，随加随搅拌，再加 1～2 滴食用香精。

（5）加纯化水至 50 ml，轻轻混匀，即得。

3. 注意事项

（1）羧甲基纤维素钠在冷、热水中均能溶解，但在冷水中溶解缓慢，故宜用热水溶解。但超过 80℃长时间加热，会导致黏度降低。

（2）羧甲基纤维素钠遇阳离子型药物及碱土金属、重金属盐能产生沉淀，故不能使用季铵盐类和汞类防腐剂。

4. 质量检查

（1）容量：液体凹面与刻度水平，50 ml。

（2）色泽：无色透明黏稠液体。

五、思考题

1. 单糖浆制备时，如何防止蔗糖的转化与焦化？否则对糖浆剂的质量有何影响？

2. 醑剂制备时应注意什么？

3. 制备胃蛋白酶合剂时，为什么要将胃蛋白酶撒在液面上，令其自然膨胀溶解？

4. 溶液剂与胶体溶液在性质和制备方法上有哪些不同？

第六节 混悬液型液体药剂的制备

一、实践目的

1. 掌握混悬型液体药剂的一般制备方法。

2. 熟悉按药物性质选用合适的稳定剂。

3. 掌握混悬型液体药剂质量评定方法。

二、实践器材与试剂

1. 器材 乳钵、具塞量筒或有刻度试管、烧杯、量筒、药筛、托盘天平、电子天平等。

2. 试剂 氧化锌（细粉）、炉甘石、甘油、羧甲基纤维素钠、沉降硫、硫酸锌、樟脑醑、聚山梨酯 80、纯化水等。

三、实践指导

混悬型液体药剂（混悬剂）系指难溶性固体药物以细小颗粒（>0.5 μm）分散在液体分散介质中形成的非均相分散体系。优良的混悬剂，除应具备一般液体制剂的要求外，还应具备：

外观微粒细腻,分散均匀;微粒沉降较慢,下沉的微粒经振摇能迅速再均匀分散,不应结成饼块;微粒大小及液体黏度,均应符合用药要求,易于倾倒且分剂量准确;外用混悬剂应易于涂展在皮肤患处,且不易被擦掉或流失。为安全起见,剧、毒药不应制成混悬剂。

混悬剂的不稳定性最主要的是微粒的沉降,其沉降速度服从 Stoke 定律:

$$V = \frac{2r^2(\rho_1 - \rho_2)g}{9\eta}$$

式中,V—沉降速度;r—微粒半径;ρ_1—微粒密度;ρ_2—分散介质密度;η—混悬剂的黏度;g—重力加速度。

从上式可以看出,减小微粒半径、减小微粒与分散介质之间密度差、增加分散介质的黏度可降低微粒的沉降速度。在实际工作中,常用加液研磨法制备悬浊液以减小固体分散相粒径,并加入助悬剂等稳定剂以增加分散介质的黏度,降低沉降速度和增加稳定性。

混悬剂的稳定剂一般分为三类:①助悬剂;②润湿剂;③絮凝剂与反絮凝剂。

混悬剂的配制方法有分散法(如研磨粉碎)和凝聚法(如化学反应和微粒结晶)。一般配制原则为:①粉碎药物或加液研磨:先干研至一定程度,再加液研磨。亲水性药物加入蒸馏水或亲水胶体,疏水性药物可加入亲水性胶体或表面活性剂。加入定量是关键,通常取药物1份加液体0.4~0.6份研磨,同时加入适量润湿剂,能产生很好的分散效果。②改变溶媒或浓度:溶剂改变的速度愈剧烈,析出的沉淀愈细,所以常以含醇制剂为原料时应用。多将酊剂等含醇制剂以细流状加到水中,并不断搅拌,防止析出大块沉淀。③采用高分子助悬剂作稳定剂,应先将这些高分子物质配制成一定浓度的胶浆使用。④处方中如有盐类,宜先制成稀溶液加入,防止发生盐析作用。⑤投药瓶不宜盛装太满,应留适当空间以便于用前摇匀,并应加贴印有"用前摇匀"或"服前摇匀"字样的标签。

混悬剂的稳定性直接决定其质量好坏,因此需对稳定性进行评价,所用的方法有:

1. 微粒大小的测定:微粒大小直接影响其稳定性。

2. 沉降速度的测定:反映助悬剂、絮凝剂的稳定效果。

3. 沉降容积比测定:评价助悬剂和絮凝剂的效果。

4. 絮凝度的测定:比较絮凝剂的絮凝程度。

5. 流变学测定:确定混悬剂的流动类型。

6. 重新分散试验:评价混悬剂的再分散性。

7. 电位的测定:评价混悬剂的稳定性。

四、实践内容

(一)混悬剂的制备

1. 炉甘石洗剂

(1)处方　炉甘石　　　　　　　　　　4 g
氧化锌　　　　　　　　　　4 g
甘油　　　　　　　　　　　5 ml
羧甲基纤维素钠　　　　　　0.25 g
纯化水　　　　　　　　　　适量
共制　　　　　　　　　　　50 ml

（2）制备步骤

①分别称取炉甘石和氧化锌,共置乳钵研磨均匀,过筛;

②量取甘油,与炉甘石、氧化锌混合,并加入适量纯化水共研成糊状;

③称取羧甲基纤维素钠置小烧杯,加水约 15 ml 溶解后分次加入乳钵糊状液中,随加随搅拌,轻研;

④加入纯化水约 10 ml,研匀,转移至 50 ml 量杯;

⑤加纯化水至总量 50 ml,搅匀,即得。

（3）质量检查:本品应为淡红色混悬液。颗粒应细微,分散均匀,不易分层。

（4）注意事项

①炉甘石和氧化锌为亲水性药物,均能被水润湿,甘油为润湿剂,先加入适量纯化水和甘油与炉甘石、氧化锌共研,有利于炉甘石和氧化锌的润湿和分散。加水量以能研成糊状为宜。

②羧甲基纤维素钠溶解时,可用水浴加热加快以溶解速度,其作用是助悬。

③本处方可加入三氯化铝作絮凝剂或加入枸橼酸钠作反絮凝剂。也可用西黄耆胶代替羧甲基纤维素钠作助悬剂。

2.复方硫磺洗剂的制备

（1）处方　沉降硫　　　　　　　　　　1.5 g

　　　　　硫酸锌　　　　　　　　　　1.5 g

　　　　　樟脑醑　　　　　　　　　　12.5 ml

　　　　　甘油　　　　　　　　　　　5 ml

　　　　　羧甲基纤维素钠　　　　　　0.25 g

　　　　　聚山梨酯 80　　　　　　　　0.15 ml

　　　　　纯化水　　　　　　　　　　适量

　　　　　共制　　　　　　　　　　　50 ml

（2）制备步骤

①称取沉降硫置乳钵研磨,加入甘油和聚山梨酯 80（3 滴）研至细腻;

②称取羧甲基纤维素钠配成胶浆,加入前者中混合;

③称取硫酸锌放小烧杯中,加纯化水约 10 ml 溶解,过滤,将滤液缓缓加入前混合液中研匀;

④将樟脑醑在研磨下缓缓加入,研匀;

⑤加纯化水至总量 50 ml,搅匀,即得。

（3）质量检查:本品应为黄色混悬液,颗粒应细微,分散均匀,不易分层。有硫和樟脑特殊臭味。

（4）注意事项

①硫磺有升华硫、精制硫和沉降硫三种,以沉降硫颗粒最细,故最好用沉降硫制混悬剂。

②硫磺为强疏水性物质,故应先加入甘油和聚山梨酯 80 使其更好的润湿和分散。

③硫酸锌为水溶性电解质,故要先配成稀水溶液后加入,以防脱水和盐析。本品禁与软皂合用,否则产生不溶性二价皂。

④樟脑醑为醇性药剂,所以加入时要缓慢并搅拌,以防析出较大颗粒。

⑤羧甲基纤维素钠起助悬作用,溶解时可加热以加快溶解。

（二）混悬剂质量评价

1.1 小时沉降体积比的测定 将炉甘石洗剂、复方硫磺洗剂各 50 ml 分别放入 50 ml 具塞量筒中,密塞,用力振摇 1 分钟,记录沉降物的开始高度(H_0),静置按时观察记录沉降物高度(H),按下表记录($F = H/H_0$)(表 2 – 8)。

表 2 – 8　1 小时沉降体积比的测定(H/H_0)

时间	炉甘石洗剂	复方硫磺洗剂
5 分钟		
15 分钟		
30 分钟		
1 小时		

2. 重新分散实验 炉甘石洗剂、复方硫磺洗剂各 50 ml 分置具塞量筒中放置沉降 48 小时(或 1 周)后分别倒置翻转(一反一正为一次),直至量筒中沉降物重新分散,记录重新分散所需翻转次数(表 2 – 9)。翻转次数愈少说明混悬剂重新分散性愈好。

表 2 – 9　重新分散实验数据

	炉甘石洗剂	复方硫磺洗剂
重新分散		
翻转次数		

五、思考题

1. 分析炉甘石洗剂与复方硫磺洗剂制备方法上有何不同。为什么?
2. 樟脑醑加到水中,注意有什么现象发生,如何使产品微粒不至于太粗?
3. 分析复方硫磺洗剂采取了哪些措施增加稳定性?

第七节　乳浊液型液体药剂的制备

一、实践目的

1. 掌握乳剂的一般制备方法。
2. 掌握乳剂类型的鉴别方法、比较不同方法制备乳剂的液滴粒度大小、均匀度及其稳定性。

二、实践器材

1. 药品 液状石蜡、阿拉伯胶、氢氧化钙溶液、花生油(或其他植物油)、苏丹红溶液、亚甲蓝溶液、纯化水。

2.器材　乳钵、量杯或量筒、有盖锥形瓶、托盘天平、显微镜。

三、实践指导

乳浊液型液体药剂也称乳剂,系指一种或一种以上的液体(分散相,内相)以细小液滴的形式分散于另一种与之不相混溶的液体(分散介质,外相)中得到的一种非均相液体制剂。分为 O/W 型或 W/O 型,常采用观察外观、稀释法和染色镜检法进行鉴别。

乳剂中需加入乳化剂使乳剂稳定。乳化剂类型有表面活性剂(阴离子型乳化剂、非离子型乳化剂、两性离子型乳化剂)、天然乳化剂(如阿拉伯胶、西黄耆胶、明胶等)、固体粉末乳化剂(如 $Mg(OH)_2$、$Al(OH)_3$、$Ca(OH)_2$ 等)和辅助乳化剂(如十八醇、单硬脂酸甘油酯、硬脂酸等)。乳化剂根据乳剂的类型、乳化剂性能及给药途径选择,可单用也可将乳化剂组成混合乳化剂来使用,以防止单独使用乳化剂所产生的不稳定性。

乳剂的制备方法有油中乳化剂法(干胶法)(图 2-3)、水中乳化剂法(湿胶法)(图 2-4)、新生皂法(nascent soap method)(图 2-5)机械法及两相交替加入法等。小量制备时可用乳钵,大量生产可用搅拌机、乳匀机、胶体磨完成。

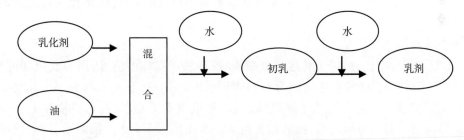

图 2-3　干胶法制备乳剂的工艺流程

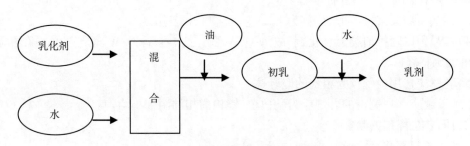

图 2-4　湿胶法制备乳剂的工艺流程

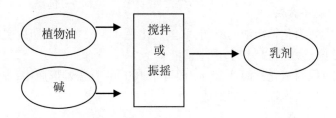

图 2-5　新生皂法制备乳剂的工艺流程

四、实验内容

(一)液状石蜡乳的制备

1. 处方　液状石蜡　　　　　　　12 ml

阿拉伯胶　　　　　　　4 g

纯化水　　　加至　　　30 ml

2. 制备步骤

(1)干胶法

①将液状石蜡放置干燥乳钵中,分次加入阿拉伯胶中,研匀;

②量取 8 ml 纯化水,将其一次加入前混合液中,用力沿同一方向迅速研磨至初乳形成;

③用适量水稀释后,将初乳转移至 50 ml 量杯中,用适量水洗涤乳钵,洗液并入量杯中;

④加纯化水至总量 30 ml,搅匀即得。

(2)湿胶法

①取纯化水 8 ml 置烧杯中,加 4 g 阿拉伯胶粉配成胶浆;②将胶浆移入乳钵中,再分次加入 12 ml 液状石蜡,边加边用力沿同一方向迅速研磨至初乳形成;③加纯化水适量研匀,共制成 30 ml,即得。

3. 注意事项

(1)干胶法简称干法,适用于乳化剂为细粉者;湿胶法简称湿法,所用的乳化剂可以不是细粉,凡预先能制成胶浆(胶和水比例为1:2)者即可。

(2)制备初乳时,干法应选用干燥乳钵,量油的量器不得沾水,量水的量器也不得沾油。油相与胶粉(乳化剂)充分研匀后,按液状石蜡、胶、水比例为3:1:2 一次加水,用力快速、沿同一方向研磨至初乳形成为止,其间不能改变研磨方向,也不宜间断研磨(初乳生成以颜色变白、质稠厚并有噼啪声为判断标准)。

(3)湿法所用胶浆(胶和水比例为1:2)应提前制出,备用。

(4)本品因以阿拉伯胶为乳化剂,故为 O/W 型乳剂。制备 O/W 型乳剂必须在初乳制成后,方可加水稀释。

(5)乳钵应选用内壁较为粗糙的瓷乳钵。

4. 质量要求　所制得的乳剂应为乳白色,镜检内相油滴细小均匀。

(二)石灰尘搽剂的制备

1. 处方　氢氧化钙溶液　　　　25 ml

花生油　　　　　　　　25 ml

2. 制备方法

(1)氢氧化钙溶液的配制:取氢氧化钙0.3 g,置锥形瓶内,加纯化水 100 ml,密塞摇匀,时时剧烈振摇,放置 1 小时,取上清液。

(2)取氢氧化钙溶液 25 ml 放置于 100 ml 有盖锥形瓶中,加入花生油 25 ml 混合,加盖。

(3)用力振摇至乳剂形成。

3. 注意事项

(1)本法系采用新生皂法制备乳剂。氢氧化钙与花生油中所含的少量游离脂肪酸经皂化反应形成钙皂后,作为乳化剂生成 W/O 型乳剂。其他常见的植物油如菜油、蓖麻油等均可代替花生油。实际应用中花生油用前应以干热法灭菌。

（2）本实验中所用氢氧化钙溶液应为饱和溶液。

（3）本品具有收敛、保护、润滑、止痛等作用。氢氧化钙有收敛、杀菌作用,钙离子能使毛细血管收缩,抑制烧伤后的体液外渗,并能促进上皮细胞生成。钙皂还可中和酸性渗出液、减少刺激。花生油对创面也有滋润和保护作用。

4. **质量要求**　所制得的乳剂应为乳黄色稠厚液体,镜检液滴大小不匀。

（三）乳剂类型鉴别

1. **外观**　将制得的乳剂分别倒入小烧杯中,观察乳剂是否均匀及乳剂的颜色,将结果记录在表 2 – 10 中。

2. **稀释法**　取试管 2 支,分别加入液状石蜡乳和石灰搽剂各 1 ~ 5 滴,再加入纯化水约 5 ml,振摇、翻转数次,观察是否混匀,并据此判断乳剂类型。

3. **染色法**　将液状石蜡乳和石灰搽剂分别涂在载玻片上,用油溶性染料苏丹红染色,在显微镜下观察并判断乳剂类型。

表 2 – 10　乳剂类型鉴别结果

外观	稀释法	染色法	乳剂类型
液状石蜡乳			
石灰搽剂			

3. **注意事项**

（1）染色法所用检品及试剂,用量不宜过多,以防污染或腐蚀显微镜及影响观察结果。

（2）乳剂类型的鉴别,见表 2 – 11。

表 2 – 11　O/W 型与 W/O 乳剂的鉴别

项目	O/W 型乳剂	W/O 型乳剂
外观	一般为乳白色	接近油的颜色
稀释性	可用水稀释	可用油稀释
水溶性染料	外相染色	
油溶性染料		外相染色

五、思考题

1. 乳化剂的作用? 常用乳化剂的几种类型?
2. 乳剂的组成有哪些?
3. 乳剂的类型由什么确定?

第八节　软膏剂的制备

一、实践目的

1. 掌握研和法、熔和法和乳化法等制备软膏剂的方法。

2. 熟悉掌握不同类型、不同基质软膏剂的制法、操作要点及操作注意事项。

3. 掌握软膏剂中药物的加入方法。

二、实践器材

1. 药品　水杨酸、升华硫、液状石蜡、凡士林、羊毛脂、单硬脂酸甘油酯、十二烷基硫酸钠、甘油、羟苯乙酯等。

2. 器材　恒温水浴箱、研钵、软膏板、软膏刀、烧杯、玻棒、显微镜等。

三、实验指导

软膏剂由药物与基质两部分组成,基质是软膏剂形成和发挥药效的重要组成部分。软膏剂的制法按照形成的软膏类型、制备量及设备条件的不同而不同,溶液型或混悬型软膏常采用研和法或熔和法制备,乳膏剂常用乳化法制备。制备软膏剂的基本要求是使药物在基质中分布均匀、细腻,以保证药物剂量与药效。

1. 选用的基质应纯净,否则应加热熔化后滤过,除去杂质,或加热灭菌后备用。

2. 混合基质熔化时应将熔点高的先熔化,然后加入熔点低的熔化。

3. 基质中可根据含药量的多少及季节的不同,酌加蜂蜡、石蜡、液状石蜡或植物油以调节软膏硬度。

4. 不溶性药物应先研细过筛、再按等量递加法与基质混合。药物加入熔化的基质中后,应不停搅拌至冷凝,否则药物分散不匀。但已凝固后应停止搅拌,否则空气进入膏体使软膏不能久储。

5. 挥发性或受热易破坏的药物,需待基质冷却至40℃以下时加入。

6. 含水杨酸、苯甲酸、鞣酸及汞盐等药物的软膏,配置时应避免与铜、铁等金属器具接触,以免变色。

7. 水相与油相两者混合的温度一般应控制在80℃以下,且两者温度应基本相等,以免影响乳膏的细腻性。

8. 乳化法中两相混合的搅拌速度不宜过慢或过快,以免乳化不完全或因混入大量空气使成品失去细腻和光泽并易变质。

四、实践内容

(一)油脂性基质的水杨酸软膏制备

1. 处方　水杨酸　　　　　　1.0 g

　　　　升华硫　　　　　　1.0 g

　　　　羊毛脂　　　　　　2.0 g

  凡士林   16.0 g

2. 制备步骤

(1)先将羊毛脂与凡士林研匀制成基质。

(2)称取水杨酸、升华硫细粉混匀后与适量基质研匀。

(3)分次加入剩余的基质研匀,使成20.0 g。

3. 质量检查

(1)物理外观:软膏应色泽均匀一致,质地细腻,无污染物,无粗糙感。

(2)刺激性检查:将软膏剂涂于皮肤或黏膜上,不得引起疼痛、红肿或产生斑疹等。

(3)稠度检查:用插入稠度计测定稠度。

4. 注意事项

(1)处方中的凡士林可根据气温以液状石蜡调节稠度。

(2)应采用等量递加法将药物与基质混匀。

(3)水杨酸需先粉碎成细粉,配制过程中避免接触金属器皿。

(二)O/W乳剂型基质的水杨酸软膏制备

1. 处方 水杨酸   1.0 g

     单硬脂酸甘油酯 0.4 g

     液状石蜡   10 g

     凡士林   2.4 g

     十二烷基硫酸钠 0.2 g

     甘油   1.4 g

     羟苯乙酯   0.04 g

     纯化水   48 ml

2. 制备步骤

(1)称取水杨酸、研细后过60目筛,备用。

(2)称取单硬脂酸甘油酯、凡士林与液状石蜡加热熔化为油相80℃。

(3)将甘油及纯化水加热至90℃,再加入十二烷基硫酸钠及羟苯乙酯溶解为水相。

(4)将水相缓缓加入油相中,边加边搅拌,直至乳化冷凝,即得乳剂型基质。

(5)将水杨酸加入基质中,搅拌均匀即得。

3. 质量检查

(1)物理外观:软膏色泽为白色,质地细腻,无污染物,无粗糙感。

(2)刺激性检查:将软膏剂涂于皮肤或黏膜上,不得引起疼痛、红肿或产生斑疹等。

(3)稠度检查:用插入稠度计测定稠度。

4. 注意事项

 (1)采用乳化法制备乳剂型基质时,油相和水相混合前应保持温度约80℃,然后将水相缓缓加到油相溶液中,边加边不断快速顺时针搅拌,使制得的基质细腻。若不沿一个方向搅拌,往往难以制得合适的乳剂基质。

 (2)水相温度可略高于油相温度。

 (3)设计乳剂基质处方时,有时加入少量辅助乳化剂,可增加乳剂的稳定性,处方中单硬脂酸甘油酯即为辅助乳化剂。

(4)决定乳剂基质类型的主要是乳化剂的类型,但还应考虑处方中油、水两相的用量比例。例如,乳化剂是 O/W 型,但处方中水相的量比油相量少时,往往难以得到稳定的 O/W 型乳剂基质,会因转相生成 W/O 型乳剂基质,且极不稳定。

五、思考题

1. 软膏剂的制备方法有哪几种?
2. 软膏剂制备过程中药物的加入方法有哪些?
3. 用于治疗大面积烧伤的软膏剂在制备时应注意什么?

第九节　维生素 C 注射剂的制备

一、实践目的

1. 掌握注射剂生产的工艺流程和操作要点。
2. 熟悉注射剂成品检查的标准和方法。

二、实践器材

1. 药品:维生素 C 原料、碳酸氢钠、焦亚硫酸钠、依地酸二钠、注射用水等。
2. 器材:pH 计、分装灌注器、恒温水浴箱、G₃ 垂溶玻璃漏斗、量筒、安瓿(2 ml)、熔封机等。

三、实践指导

注射剂是指将药物制成供注入人体内的灭菌溶液、乳状液和混悬液以及供临床用前配成溶液或混悬液的灭菌粉末。由于注射液是直接注入人体内,且吸收迅速,起效快,因此对注射液的生产和质量要求极其严格,以保证用药安全、有效。

对注射剂的基本要求是无菌、无热原、含量合格、pH 合格、澄明度合格、稳定无毒性、等渗等。为达到上述要求,在制备时必须严格遵守注射剂生产的操作规程,严格控制产品质量。

维生素 C 注射液的处方设计应重点考虑如何延缓药物的氧化,以提高制剂的稳定性。维生素 C 的氧化过程常会受到溶液的 pH 值、空气中的氧、重金属离子和加热时间(如加热溶解与灭菌时间)等因素的影响。通常延缓药物氧化可采用下列措施。

(一)除氧

溶液中的氧和安瓿空间的残余氧对药物稳定性影响很大,应设法排除。在维生素 C 的注射液生产过程中,应尽量减少药物与空气接触,可在配液和灌封时通入惰性气体。配液前,注射用水应通入二氧化碳(或氮气)去除溶剂中溶解的氧。二氧化碳在水中的溶解度大于氮气,采用二氧化碳驱除维生素 C 溶液中的氧,其效果优于氮气。但应注意二氧化碳可使溶液的 pH下降,呈酸性,也可能与某些药物发生反应,影响其稳定性。由于氮气的化学性质稳定,故驱除安瓿空间的氧,用氮气较好。

(二)加抗氧剂

常用于偏酸性药液的抗氧剂有焦亚硫酸钠($Na_2S_2O_5$)、亚硫酸氢钠($NaHSO_3$)等,常用于偏碱性药液的抗氧剂有亚硫酸钠(Na_2SO_3)、硫代硫酸钠($Na_2S_2O_3$)等。

（三）调节 pH

pH 影响药物的稳定性,一般调节溶液的 pH,除增加药物的稳定性外,还要兼顾到药物的溶解度及刺激性。一般认为,将维生素 C 注射液的 pH 用碳酸氢钠调节至 5.5～6.0 时较稳定,也有文献报道 pH 为 6.5 时分解速度常数最小。《中国药典》规定其 pH 应为 5.0～7.0。

（四）加金属离子络合剂

微量的重金属离子如 Fe^{2+}、Cu^{2+} 等对维生素 C 在水中的氧化分解有显著的催化作用,故维生素 C 注射液中可加入依地酸二钠或依地酸钙钠络合溶液中的金属离子,以增加稳定性。

四、实践内容

维生素 C 注射液的制备

1. 处方

维生素 C		5.2 g
碳酸氢钠		2.4 g
焦亚硫酸钠		0.2 g
依地酸二钠		0.05 g
注射用水	加至	100 ml

2. 制备步骤

(1)空安瓿的处理:先将安瓿中灌入纯化水甩洗 2 次,再灌入蒸馏水甩洗 2 次。如安瓿清洁程度差,可用 0.1% 盐酸灌入安瓿,100℃,30 分钟热处理后再洗涤。洗净的安瓿倒放在烧杯内,120～140℃烘干备用。

(2)其他用具的洗涤:垂溶玻璃漏斗、灌注器等玻璃用具,用重铬酸钾洗液浸泡 15 分钟以上,用常水反复冲洗至不显酸性,再用蒸馏水冲洗 2～3 次,注射用水冲洗 1 次。

乳胶管先用 0.5%～1%氢氧化钠溶液煮沸 30 分钟,洗去碱液,再用 0.5%～1%盐酸煮沸 30 分钟,洗去酸液,蒸馏水洗至中性再用注射用水煮沸即可。

(3)药液的配制:取处方配制量 80% 的注射用水,通入氮气(2～3 分钟)使其饱和,加入依地酸二钠溶解,加维生素 C 使溶解,分次缓慢加入碳酸氢钠,并不断搅拌至无气泡产生,待完全溶解后,加焦亚硫酸钠溶解,调节药液 pH 值为 5.8～6.2,最后加用氮气饱和注射用水至足量,药液用 3 号垂溶玻璃漏斗过滤。

(4)灌封:按药典规定调节灌装注器装量,以保证注射用量不少于标示量 2.0 ml,调节封口仪的火焰,然后将药液灌装于 2 ml 安瓿中,安瓿液面上通入氮气,随灌随封口。

(5)灭菌与捡漏:封好口的安瓿,用 100℃流通蒸汽灭菌 15 分钟,灭菌完毕立即将安瓿放入 1% 亚甲蓝溶液中,挑出被药液染色的安瓿。其余安瓿擦干,供质量检查用。

3. 注意事项

(1)维生素 C 分子中有烯二醇结构,易氧化。其水溶液与空气接触,自动氧化成脱氢抗坏血酸,后者再经水解生成 2,3 - 二酮 - L - 古罗糖即失去疗效,此化合物再被氧化成草酸及 L - 丁糖酸。成品分解后呈黄色。影响本品稳定性的因素主要是空气中的氧,溶液的 pH 值和金属离子,因此生产上采取通惰性气体、调节药液 pH 值、加抗氧剂和金属离子螯合剂等措施。

(2)本品稳定性与温度有关:有人实验证明用 100℃灭菌 30 分钟,含量减少 3%,而 100℃灭菌 15 分钟只减少 2%,故以 100℃灭菌 15 分钟为好。

(3)维生素 C 酸性强,注射时刺激性大,故加入碳酸氢钠使之中和成盐,以减少注射时的疼痛。同时碳酸氢钠起调节 pH 值的作用。

4. 质量检查

(1)漏气检查:将灭菌后的安瓿趁热置于有色溶液中,稍冷取出,用水冲洗干净,剔除被染色的安瓿,并记录漏气支数。

(2)澄明度检查:将安瓿外壁擦干净,1~2 ml 安瓿每次拿取 6 支,于伞棚灯边处,手持安瓿颈部使药液轻轻翻转,用目检视。每次检查18 秒。50 ml 或 50 ml 以上的注射液按直立、倒立、平视三步法旋转检视。按以上装置及方法检查,除特殊规定品种外,未发现有异物或仅带微量白点者作合格论,将检查结果记录表 2 - 12 中。

表 2 - 12　澄明度检查结果记录

总检支数	废品支数							合格成品支数	成品率
	漏气	玻屑	纤维	白点	白块	焦头	其他		

5. 分析讨论

(1)白块:系指用规定的检查方法,能看到有明显的平面或棱角的白色物质。

(2)白点:不能辨清平面或棱角的按白点计。但有的白色物质虽不易看清平面、棱角(如球形),但与上述白块同等大小或更大者,应作白块论。在检查中见似有似无或若隐若现的微细物,不作白点计数。

(3)微量白点:50 ml 或 50 ml 以下的注射液,在规定的检查时间内仅见到 3 个或 3 个以下白点者,作为微量白点;100 ml 或 100 ml 以上的注射液,在规定检查时间内仅见到 5 个或 5 个以下的白点时、作为微量白点。

(4)少量白点:药液澄明、白点数量比微量白点较多,在规定检查时间内较难准确计数者。

(5)微量沉积物:指某些生化制剂或高分子化合物制剂,静置后有微小的质点沉积,轻轻倒转时有烟雾状细线浮起,轻摇即散失者。

(6)异物:包括玻璃屑、纤维、色点、色块及其他外来异物。

(7)特殊异物:指金属屑及明显可见的玻璃屑、玻璃块、玻璃砂、硬毛或粗纤维等异物。金属屑有一面闪光者即是,玻璃屑有闪烁性或有棱角的透明物即是。

五、思考题

1.影响药物氧化的因素有哪些?

2.防止药物氧化的措施有哪些?

第三章 >>>

门面药店工作情景模拟实训

第一节 服务礼仪

一、实践目的

1.强化训练仪表仪容、言谈举止,使商业服务更加规范。

2.提高综合运用各种礼仪的能力。

二、实践器材

桌、椅、服装及其他道具,有些可由学生自带。

三、实践指导

(一)服饰

服饰是指人的衣着穿戴。对于服饰,要基于在审美上的共同美感、共同标准、穿着的环境、工作性质、体型等。以保持协调一致,讲究和谐统一的整体效果为主。

药店店员是药店(企业)的形象代言人,在消费者心目中甚至比公司负责人更具有代表性。所以药店店长的仪容仪表不应该只顾"自我感觉良好",还应考虑顾客会如何看待,个人的喜好必须受到职业上的限制才合理。

1. 样式要和谐、大方

(1)药店订做统一制服的效果:可以烘托出药店的个性与整个团体的魅力。

(2)店员对统一着装的错误的态度:有些店员却不太喜欢制服所发挥出的统一美感,他们认为制服往往会掩盖一个人的美丽与个性。

(3)制服的改动产生的不良效果:擅自把制服的裙子改短,任意把腰部裁紧或是加一条腰带,要不然就是上衣统一,下身有穿裙子的,有穿裤子的,而且颜色不一,以致整个店面给人一种很凌乱的感觉,与统一制服的目的背道而驰。营业时,药店店员必须身着制服,与同事们取得视觉上的协调;并佩戴胸卡,以利于顾客监督。不能强调"个性化",如果药店没有统一制服的规定,则药店店员的衣着样式要本着美观大方、利落、合时合体的原则,既不能花枝招展、过分前卫;也不能过于老式陈旧。

2. 穿戴要清洁 店面环境是否清洁、卫生,将直接影响顾客的购买情绪。药店店员的衣着要勤洗勤换,特别要注意制服衣领、袖口的清洁工作,给顾客提供一个整洁、优美的店面环境。

（二）修饰

注重自身的容貌及饰品佩戴的修饰,是药店店员职业仪表的一个重要内容。药店店员的修饰美应该具有美观、健康、淡雅的特点,要做到与特定环境的和谐统一。适当地佩戴装饰物能起到画龙点睛的效果,但这些装饰物应以雅为主,务必注意适度,过分修饰会给人一种庸俗不堪、不舒服的感觉。

1. 发型　应保持明快、舒展,不留怪发。男性要经常剃须理发,头发保持清洁,不要留长发和胡须;女性的发型则宜显示出自然、端庄之美。

2. 打扮装束　女性可适当化些淡妆,既增加自信心,同时也给顾客一个清新、赏心悦目的视觉感观。切忌浓妆艳抹。

3. 嘴部保持清洁　口齿的清洁与愉快悦耳的声音,对任何人而言,都具有莫大的魅力。因此,口齿的洁净是非常重要的。

药店店员务必养成在上岗前照一照镜子、用餐完毕漱口的习惯,并彻底检查是否擦了口红,食物的残渣菜叶是否夹藏在齿缝中。

4. 注意体臭　如果在上岗前吃了辛辣味浓烈的食物(如大蒜、大葱等),一开口便会散发出令顾客不快的气味,这不仅是对顾客的不尊重,还会导致销售中断;有些药店店员由于齿质不良或其他疾病而引发的口臭、腋臭等,同样会令顾客产生尽快逃离药店的想法。因此,有此疾病的药店店员须特别注意,要尽快去看医师,或含一块口香糖、在身上喷点香水等,以避免此现象的发生。

（三）举止

行为举止是指药店店员在接待顾客过程中的站立、行走、言谈表情、拿取药品等方面的动作、体态、气质和风度的综合表现。药店店员在接待顾客时的行为举止要言谈文雅、举止落落大方、态度热情持重、动作干脆利落,切忌举止轻浮、言谈粗鲁、动作拖拉、漫不经心的动作。

1. 站立姿势要自然、端正　"站"凝聚着药店店员们的辛勤劳动、体现着他们对待工作的高度责任心和可贵的服务精神。但是,因工作中久站而经常发生的疲劳感、腰酸腿疼等现象却让药店店员不能以很好的姿势、饱满的精神去对待每一位顾客。药店店员要能掌握各种正确姿势,以避免连续几个小时站立姿势不正确而引起的极度疲劳。

(1)正确的姿势:不拱背弯腰、不前挺后撅,既要站直又要放松;不要以单腿的重量支撑着身体,这种短暂的舒适感只会带来相反的效果;一定要穿合脚的鞋子,尽量不穿高跟鞋上岗;双手可放于身体两侧也可于身前交插。

(2)不正确的姿势:歪脖、塌腰驼背、撅臀挺肚、倚靠货架、双臂拥胸、双手插兜、倒背手等。

只要能运用正确的姿势,连续站立几个小时都不会感到太累。

2. 形态风度要高雅、礼貌、得体　一个人的言谈、动作、态度乃至服饰,形成风度的外部形态,而内在的风度却是一个人的精神气质。药店店员应培养自身全心全意为顾客服务的服务意识和精神面貌,只有这样才能表现出举止美和风度美。药店店员在工作时,不论忙闲,都要时刻注意自身的举止。要做到:不扎堆聊天、嬉笑打闹;不能当着顾客的面评头品足;不应有打哈欠、打喷嚏、挖耳朵、剔牙、解衣擦汗、挠痒等不雅的动作;更不能违反药店纪律,随意吸烟、吃零食、看杂志、干私活等。

总之,个人的不良举止和习惯,不能出现在药店里。要提倡对顾客有益,能令人精神愉悦,使其对药店、对药店店员产生尊敬、信任和亲近之情的良好风度。

(四)情绪

生活当中,我们经常碰到销售人员把顾客当出气筒的例子。这无疑给顾客造成极大的心理伤害,也对药店形象造成极大损害。药店店员上岗期间的精神状态,对其服务质量影响甚大。试想,一个或无精打采、或心烦意乱、或郁郁寡欢、或怒火中烧的药店店员,在接待顾客时怎么可能热情周到地为顾客服务呢?药店店员在上岗之前必须调整好自己的情绪,保持一个乐观、积极、向上、愉快的心理状态。

1. 要热情饱满、精力充沛　一个药店店员,要有健美的体态容貌。上岗期间:要精神饱满,而不是萎靡不振;要体魄健壮,而不是面黄肌瘦;要朝气蓬勃,而不是老态龙钟,给顾客以愉快、安全、卫生的心理感受,从而放心地购买其销售的药品。

药店店员要做到精力充沛,可借助于以下途径。

(1)保证充足的睡眠:头天夜里休息好,第二天才可能精力旺盛;否则,呵欠连天,一脸倦容,不利于服务。

(2)女店长可适当化妆,洒点香水,这样会有助于提神醒脑,促进大脑皮质兴奋。但香水味不可过于浓烈。

(3)业余时间,多参加各种健身、娱乐活动,培养广泛的兴趣和爱好,有助于增强体质和保持良好的情绪。

2. 化不利情绪为有利情绪　为了更好地为顾客服务,要尽量避免把不利的情绪带到工作岗位上,诸如悲哀、忧愁、恼恨、烦躁等,都是不利于药店店员进入角色的情绪,应想方设法克服和化解。

当情绪不佳时,药店店员可用以下办法调整自己的情绪。

(1)积极参加营业前的工作例会,通过会上的工作布置、互通情况而使自己抛开不良情绪,提前进入工作状态。

(2)主动、热情地和同事打招呼,营造一种关系融洽的工作环境,使自己心情舒畅。

(3)进行自我调节:安静地独处一会儿,心中反复告诫自己:忘掉烦恼、振作精神,或者想一两件使人愉快的事情。

(五)注意仪容仪表

检查自身的仪容、仪表,切记不可有以下情况出现。

1. 服装怪异,浑身珠光宝气,且香气扑鼻。

2. 衣服不整洁,纽扣掉落或脱线。

3. 不佩戴胸卡或将胸卡藏于衣服内只露出一角。

4. 表情颓废,抱肘拥胸,手插衣袋而立。

5. 化妆时使用很奇怪的颜色。

6. 头发颜色怪异,表面油腻有头皮屑。

7. 浓妆艳抹,眼线和睫毛液渗出,戴夸张耳环。

8. 留长指甲,涂有色指甲油,或指甲内留有污垢。

综上所述,药店服务礼仪包括服饰、修饰、举止和情绪四大方面的礼仪,简单归纳起来就是:

服饰要和谐、大方、整洁;

修饰要美观、大方、淡雅;

举止要端正、礼貌、得体；

情绪要热情、饱满、充沛。

四、实践内容

1. 学生四人一组，模拟某一药店营业场景，在这一商务活动中要能体现服务礼仪的要点。对白及场景自行设计，道具自备，在教师指导下反复训练。

2. 如需要可另请学生客串角色，但客串学生不记分。

3. 其他学生评分。

4. 出场后先由学生介绍剧情、人物。

5. 计算每个学生平均分。

6. 教师点评。

五、思考题

在药店实际工作中服务礼仪主要涉及哪些方面？各有何要点？

第二节　接待顾客

一、实践目的

1. 熟悉不同类型顾客的接待方法。

2. 掌握不同情况下的接待顾客方法。

二、实践器材

模拟柜台、药品若干，白大衣、纸、笔等道具学生自带。

三、实践指导

（一）正确接待顾客

1. **善待顾客**　顾客是药店的衣食父母，没有顾客药店就无法生存。

（1）善待顾客首先要树立"顾客至上"的观念。

（2）善待顾客应化作实实在在的行动。

（3）善待顾客不是"唯人是亲"，而是"普渡众生"。

（4）善待顾客应该自然、发自内心。

2. **了解顾客**

（1）了解顾客的购买行为。

（2）了解顾客的购买动机。

（3）了解顾客的购买习惯。

（4）了解顾客对药店的意见。

3．开发顾客

(1)使顾客对药店产生强烈的认同感,现实的顾客成为固定的顾客。

(2)主动出击,让潜在的顾客成为现实的顾客。

4．影响顾客

(1)营造热销氛围:如利用灯光,道具,彩条广告,促销陈列品,背景音乐等,渲染出热烈的销售气氛,塑造出药品热销的场景。

(2)运用第三者的影响力:利用情景、名人、专家使顾客更容易相信药品。当几个顾客结伴到药店,店员应主要针对有购买决定权的顾客施以影响,说服他,争取他们的认可。

(3)运用人的心理特点:借助和运用很多人渴望多赚钱、少花钱,喜欢尊贵,乐于与众不同,喜欢攀比等心理特点,激发顾客的购买欲望。

5．迎合顾客　满足顾客心理需要,使他们感到受到了尊重。

(1)走近柜台时,判断出顾客需要什么,并取下药品,有礼貌地询问对方是否需要。

(2)多询问顾客意见,尽量让顾客多发言,从顾客话中揣摩他的意图,然后迎合他。

(二)不同类型顾客的接待方法

1．根据顾客目的不同分类

(1)探价的顾客:即摆出要买的架式,却无心购买的顾客。一定要耐心地解答顾客提出的疑问。探价的顾客都是潜在的购买者,应该礼貌相待。处理建议:①打完招呼后让顾客随意浏览;②当顾客对某一药品产生兴趣时再与顾客接触;③适当提供专业咨询,并注意礼貌用语;④不要过度地纠缠或不断地解说。

(2)带孩子的顾客:①任何父母对孩子都是疼爱有加,尊重孩子就是尊重他的父母;②在招呼顾客的同时,不忘与孩子说几句话,称赞几句;③在遇到突发问题时,一定要及时帮助解决。

(3)杀价型的顾客:杀价的顾客绝大部分是有心购买的,杀价是购买的前奏。无非抱着一种"能便宜一点是一点"的心态和"总要讨价还价"的"买菜心理"。处理方法:①标价为区域内平均价格;②用一贯的态度合理解释,用诚意感化顾客;③除价格外,给予顾客更多附加值,如药品质量、服务、购药氛围;④请厂家协助,适当安排促销活动。

(4)退、换货的顾客:①坚持先换后退原则;②若坚持要退,爽快答应;③应仔细检查,是否本店售出和影响二次销售;④若不能退换,应详细说明原因,请求谅解;⑤无论情况如何,态度要始终保持热情。

(5)结伴同行的顾客:①先分清谁是购买者,谁是陪同的;②与购买者沟通,了解目的;③当购买者犹豫不决时,可去征求陪同人员的意见,并设法使其站在自己的一边;④进门便是客,别冷落了陪同人员,以免其有意拖后腿。

2．根据顾客性格不同分类

(1)见多识广的顾客:知识面广,喜欢"考考"店员,提供意见,渴望受到尊重,多为中老年人。处理建议:①加强学习,用优于他们的专业知识向他们解释;②控制情绪,以"聆听"的态度应对;③确实不知道时,可以请有经验的同事解答,也可虚心向顾客请教;④顾客意见错误时,不要与其争执,应诚恳、妥善地解决。

(2)慕名而来的顾客:之前对本店有些了解,渴望能够真切感受到已了解到的情况,认可程度高,希望大,要求高。处理建议:①充分了解顾客目的;②更加认真对待顾客要求,一旦失去,很难挽回。

（3）性格未定的顾客（未成年顾客）：未成年顾客,通常意义上的小孩子。小孩子一般爱憎分明,决不会忘了对店员的第一印象,并会用强烈的感情评价这家药店。如果致使他的不满,后果相当严重。因为他的不满容易传给他的家人和朋友。解决建议:主动热情地接待孩子,遇有小孩想不起买什么药的时候,不要急于催促,而让他慢慢想,给予提示,必要时可与其家人联系。

（4）亲昵型的顾客:多为关系密切的熟客,与店员有较好的关系,另比如店员的亲朋好友,也可归于此类。解决建议:①坚持公平对待原则;②若必须跟新来的顾客打招呼,要先跟眼前的顾客致歉。

（5）犹豫不决型的顾客:东看西看,觉得每一种都好,不知如何选择。解决建议:①要记住顾客每一次关注的是什么药;②留下符合其症状的药品,其余的不动声色的拿开;③若再次拿起某种药物,用肯定的口吻告诉顾客;④也可征求其他在场顾客的意见。

（6）商量型的顾客:委托店员判断哪些药品适合自己的顾客,称为"商量型顾客"。解决建议:①推荐给顾客符合其症状的药品;②对产品的知识要深入了解,清楚适应证,目标人群和副作用;③尊重顾客的决定。

（7）沉默型的顾客:解决建议:①以热情得体的"您好"开始,退到一旁,让其慢慢观看;②留心观察顾客的举动,注意力集中在哪里,是否对某种药品产生了兴趣;③发现关注某件药品时,主动"出击",留心观察顾客表情;④态度从容,条理清晰,耐心讲解;⑤即使顾客未做任何反应,也不要背后议论批评。

（三）不同情况下的柜台接待方法

1. **交易繁忙时** 在顾客多、交易繁忙的情况下,营业员要耳目灵敏、沉着冷静、聚精会神地接待好顾客。接待方法:一要坚持按先后次序,依次接待;二要灵活采取"四先四后"的方法,即先易后难、先简后繁、先急后缓、先特殊后一般;三要做到"一问二招呼三接待",可同时接待几位顾客。交易繁忙时接待要点在于"快",但快要以"周到、细致"为前提,取货、递货、收钱、找零要交待清楚,要抬头售货,眼观六路、耳听八方、态度和蔼、语言简练。

2. **柜台缺货时** 柜台缺货时,营业员不应该只简单地回答"没有"或"无货",使顾客失望,而要积极向上级部门反映,组织货源;还要妥善采取以下接待方法:①预约购期;②预约定购,等到货后,通知顾客前来购买;③推荐代用品;④推荐别的药店（本企业的其他门店）。

3. **退换药品时** 退换药品无疑会给营业员的正常工作增添麻烦,但营业员应该认识到,药品退换工作是售后服务的一个重要方面,对这类顾客接待的好坏,处理问题是否恰当,直接关系到药店的信誉。因此,营业员必须认真对待,妥善处理。①态度诚恳、热情接待;②区别情况、妥善处理。

4. **收找钱票发生差错时** 这种情况通常是营业员精力不集中、没有唱收唱付等原因所造成的,差错发生时,双方都很着急,很容易发生争吵,因此,营业员首先要冷静,用正确的方法妥善处理,不能一错再错。处理方法:①询问;②回忆;③检查;④调查;⑤盘点;⑥请示。

5. **营业员有不顺心事时** 人都有不顺心的时候,营业员有不顺心事时如何接待顾客,关键是营业员如何正确对待自己的不顺心的事。一个合格的营业员要能自我控制,积极克服自己个人的消极因素,很快进入角色,一如往常地进行营业服务。

四、实践内容

1. 角色分配。
2. 情景设计。
3. 操作。

五、思考题

如何正确接待顾客?

第三节　销售技巧

一、实践目的

1. 培养学生与顾客沟通的能力。
2. 理解并应用沟通技巧。
3. 树立给顾客服务的意识。

二、实践器材

模拟柜台、药品若干、白大衣等。

三、实践指导

(一)有效的销售需要做的两件事

1. 思考　为有关销售情形提供销售动机和导向,需要有智慧的心灵。

(1)销售理念:如何形成店员对销售情形中和顾客的认识,这是销售的前提。

(2)销售过程:从第一次与顾客会面到完成销售的过程,如何指导自己的行为和导向。

2. 行动　为有关销售情形提供成功销售所需要的技巧,需要有行为的技巧。

(1)沟通技巧:如何在销售过程中与顾客的有效、顺畅沟通。

(2)推销技巧:如何在销售的过程中把握成功的关键点。

(二)有效的销售技巧构成

1. 关键的销售理念　见图3－1。

2. 销售的四个阶段

(1)赢得在顾客面前的推销权力:①这是销售努力成功的关键第一步,是形成你对顾客的第一印象;②这一阶段的重要方面是"建立亲密关系",从而赢得了进一步推销权力。

(2)了解需求:懂得顾客的需求是销售的核心,你所了解的情况影响后面的两步,你要找到顾客心里想的是什么,要解决的问题、需要的满足等顾客购买的目的。

(3)作出推荐:一旦完全理解了顾客的需要和动机,你将"试试水的深度",如果时机适当,你可以作出推荐,但你的推荐必须是水到渠成和合情合理的。

(4)完成销售:识别购买信号包括姿势、微笑、问题、评论等。

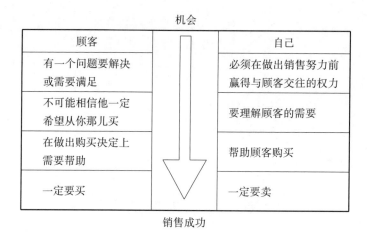

图 3 – 1　关键的销售理念

3.五个交流技巧

（1）聆听:有意识地听,必须集中注意顾客所说的,而不是你接下来要说什么;注意你的姿势,正确的姿势有助于你集中注意力,消除分心。

（2）确认:确保明白和理解,想想顾客已经说了什么,然后想想将要说什么;使用不同的词语重复顾客所说的,不要加入任何新的东西和解释。

（3）观察:观察技巧贯穿整个销售过程中,尤其是在和顾客建立亲密关系时,很有价值。观察你的顾客能告诉你许多他现在的心理状况,包括他对你的反应。你对顾客和他的环境的观察也能告诉你有关顾客的长期行为模式,尤其是建立长期关系的信息。

（4）提问:在了解你的顾客需要和完成销售时提问的问题有展开式和集中式。问题有三种类型:一般性问题(用于展开讨论,在需要从顾客那里探询和收集信息时使用);结论性问题(集中讨论,在你和你的顾客谈话时,但你需要简短、切中要害的回答时可用这类问题);引导性问题(在谈到你特别感兴趣的地方,你希望得到新的信息时)。

（5）解释:解释在销售的推荐和结束阶段很重要。记住你为什么使用解释的技巧。

4.四个销售技巧　建立亲切关系→获取销售机会→描述产品利益→克服销售障碍。

四、实践内容

1.学生分成小组,从教师处抽取模拟销售情景。

2.小组按照销售情景讨论,提出一个解决这种情况的销售情况的策略。

3.各组按照销售策略,模拟销售过程。

4.讨论每组的销售过程中出现的问题,采用小组自评、组间互评和教师点评的评价方式。

5.教师做最后的点评,强调沟通的技巧。

6. 要求

（1）教师事先准备的销售情景要有一定的沟通难度。

（2）学生讨论过程中,教师能给予一定的指导来增加销售的可能性。

（3）学生在销售过程中较能体现沟通的技巧,正确处理顾客的疑问。

五、思考题

在销售过程中可以使用哪些交流技巧?

第四节　顾客投诉的处理技巧

一、实践目的

锻炼学生正确看待客户投诉并及时解决客户问题的能力。

二、实践器材

仿真药店:药品展示柜及药品若干。

三、实践指导

(一)重视顾客投诉的意义

1. 提升形象。

2. 化解纠纷。

3. 改善管理。

4. 收集信息。

5. 实现经营目标。

6. 留住顾客。

(二)顾客投诉和抱怨的类型

1. 对药品的投诉和抱怨

(1)价格过高。

(2)药品质量差:过保质期;包装破损。

(3)标示不符:药品上的价格标签模糊,看不清;同一药品同时出现几种不同的价格标签;药品的价格标签与促销广告上所列的价格不一致;药品外包装上的说明不清楚;进口药品上无中文说明;药品外包装上中文标示的制造日期与内包装上打印的制造日期不符。

(4)药品缺货。

2. 对服务的投诉和抱怨

(1)服务态度不佳:不尊敬顾客,缺乏礼貌;语言不当,用词不准,引起顾客误解;缺乏耐心,对顾客爱答不理。

(2)缺少专业知识。

(3)过度推销。

(4)现有服务作业不当或服务项目不足:抽奖或赠品发放等促销活动不公平;顾客的投诉和抱怨意见未能及时妥善解决;营业时间短,缺少一些便民的免费服务。

3. 对安全和环境的投诉和抱怨

(1)意外事件的发生:因安全管理上的不当造成顾客受到意外伤害而引起顾客的投诉和抱怨。

（2）环境的影响：药品卸货时影响行人交通；音响声音太大；温度不适宜；地面太滑；公共卫生状况不佳等。

（三）质量投诉和处理

1.质量投诉的管理制度　有关药品质量的所有书面和口头投诉的处理方法都应制定书面的处理程序，包括由质监部门对不合格药品的投诉的审查，以及是否进行调查提出意见，审查确定投诉所反映问题的严重程度等。

2.投诉的调查　调查的目的有两个：一个是通过调查查明原因，明确责任；二是对属于药品本身的质量问题，通过查明原因，通知生产部门采取改进措施，防止再次发生，并改进、提高药品的品质。

（四）投诉的处理程序

详细倾听顾客抱怨→向顾客道歉→提出解决问题的方法。

（五）顾客投诉的处理原则和技巧

1.处理原则

（1）礼貌接待投诉顾客，安抚投诉者。

（2）在无其他顾客处，耐心倾听投诉，并做好记录。

（3）处理时间的速度要快，要及时。

（4）合理补偿投诉者的损失。

（5）不让事件扩大，以免影响商誉。

（6）同类事件处理原则保持一致，在处理时要注意适当利用先例。

（7）如实调查事件原因，拟定改善对策，并严格执行。

（8）检讨结果，避免再发生同类抱怨和投诉。

2.处理技巧

（1）把人与抱怨分开，保持冷静客观的态度听取抱怨和投诉。

（2）不要在立场上争论不休。

（3）寻找最佳的解决方法。

（4）运用客观标准。

（5）作出善意的让步。

（6）争取适时的结束。

（六）禁用语举例、应答技巧和标准话术

1.禁用语举例

（1）这种问题小孩子都懂。

（2）这种问题要问厂家，我们只负责销售。

（3）我绝对没有说过那样的话。

（4）这是公司规定，我只是遵照执行。

（5）这我没办法解决。

（6）我不大清楚。

（7）我不会。

（8）不可能，绝不可能有这种事发生！

2.常见顾客投诉应答技巧及标准话术

(1)价格太贵怎么办?

标准话术:我们是全国连锁。进货渠道正规,药品质量有保证,您绝对可以放心,您如果是会员,还可以享受会员折扣,以及会员日打折优惠。

(2)怀疑质量有问题怎么办?

标准话术:请您放心,我们进货渠道正规,药品质量有保证,药盒上有防伪验证电话号码。如果您有怀疑,我们可以拨打厂家电话查询。或者:对不起,请坐。我请药师来解答您的问题。

(七)注意事项

1.必须站在顾客的立场上来看待顾客提出的抱怨。

2.顾客表述自己的不满时,情绪一般较激动,可先让顾客平静下来,谈谈自己的看法,再说明道理。

3.必须对顾客提出的抱怨采取较为宽容和合作的态度。

4.格外小心处理顾客为维护个人声誉或突出自己而提出的抱怨。

5.不要轻易对顾客言语的真实性下结论。

6.不要轻易责备顾客。

7.在决定接受顾客的索赔要求之前,最好了解一下索赔的金额。

8.对于不能接受的赔偿,要婉转、充分说明自己的理由,要耐心、细致地说明自己的观点和立场。

9.任何时候都要让顾客觉得销售人员在认真对待他提出的抱怨。

10.不要向顾客作出一些不能兑现的保证。

11.只要顾客有意见,就让他畅所欲言地提出来,要善于发现顾客没有表达出来的意见。

12.对顾客提出的合理抱怨,应采取积极的应对态度,迅速处理,同时承担相应的责任。

四、实践内容

1.教师给定 3 个发生顾客抱怨的情景,让学生分组处理抱怨。

2.6 人一组,讨论如何处理这种抱怨。

3.从第一个抱怨事件开始,各组轮流表演,模拟处理抱怨。

4.小组自评、组间互评和教师点评(每个情景 20 分钟)。

5.教师集中点评,并做总结,应该如何正确地处理顾客的抱怨。

6. 注意

(1)抱怨处理,要按照抱怨处理的步骤进行处理。

(2)抱怨处理前,能对抱怨进行分类,按照书上的处理方法进行处理。注意书本知识的运用。

(3)组内成员必须全部参与讨论。

五、思考题

处理客户投诉的基本要求有哪些?

第五节　药品陈列

一、实践目的

1. 熟悉零售药店药品陈列的操作程序和要求,完成药品陈列操作。
2. 掌握药品陈列的原则和方法。

二、实践器材

模拟药店;药品多种(也可用中包装、小包装盒代替);货柜、货架、隔物板、标价牌等道具;药店货位分配定位图表一张。

三、实践指导

(一)GSP 药品陈列的原则和有关规定

1. GSP 陈列"六分开"原则

(1)药品与非药品分开存放。

(2)内用药与外用药分开存放。

(3)人用药与兽用药分开存放。

(4)处方药与非处方药之间应分开存放。

(5)一般药品与特殊药品要分开存放。

(6)易串味的药品、中药材、中药饮片以及危险品等应与其他药品分开存放。

2. 有关规定。

(二)药品陈列注意事项

1. 保持美感。

2. 突出特点。

(三)常见药品陈列方式

1. 醒目陈列。

2. 裸露陈列。

3. 艺术陈列。

4. 连带陈列。

5. 重点陈列。

6. 季节与节日陈列。

7. 背景陈列。

(四)药品陈列要点

1. 准备:药店员工在动手陈列前,必须先做好药品和陈列场所的清洁整理工作。

2. 显眼的陈列:药品的陈列,理所应当放在最显眼的地方,以吸引顾客的视线。在陈列时,要注意针对药品的大小、性质及售出的频率摆放在比较容易被顾客看见的位置。具体的位置是:以顾客直立时的目光及稍下方为中心的 30% 的范围内;其次的位置是再下去的 30% 的范围。

3. 易选择的陈列:在陈列之前,药店员工要将药品进行分类,如:按药品的类别分类;按顾客的性别、年龄分类;按用途分类;按价格分类。这样的分类方法,不但能带给顾客最大的便利,对于药店经理来说,也可以提高自己管理药品的效率。

在陈列之时,药店经理必须考虑药品出售的关联性,如:将止咳药与感冒药等有关联性的药品陈列在一起,可以收到相辅相成的效果。

4. 提高药品价值的陈列。

5. 引人注目的陈列。

6. 提高药品新鲜感的陈列:对于一成不变的事物,看多了容易使人产生反感,药品的陈列也是这样,应当定期更换药品的陈列(一般以 1 个月为宜)。

7. 药品陈列应具季节性:季节对于药品陈列的影响很大。因为即使是再好的药品,如果与季节所需不同,也必然会影响其销路。

(五)陈列的注意事项及维护

1. 先进先出,先出厂的货品放在前列。

2. 记录销售较慢的商品数量(以已超过 50% 有效期为原则)。

3. 保持产品、POP、各式货架、展架的整洁干净。

4. 根据需求,对货品灵活调动,摆放于不同商店。

5. 根据不同店型合理安排陈列,争取最佳效果。

6. 货架上不能摆放过期货品。

四、实践内容

1. 学生对需进行陈列的药品品种类型进行抽签,决定其操作对象。

2. 根据其所抽出的药品品种类型的用途和剂型特点进行分类,并按零售现场的条件、药品用途和剂型特点、预测的销售规律和消费者可能的购买习惯,在遵守相关法规的前提下,提出该药品应陈列在本店的哪个区域,以什么方式陈列来促进销售,说明理由。

3. 确定了陈列位置与陈列方式后,进行准备工作。

4. 对药品进行陈列操作。

5. 对所完成的陈列工作进行检查,看是否符合原有要求。

五、思考题

药品陈列的要点有哪些?

第六节　问病给药

一、实践目的

1. 掌握问病给药的基本程序和注意事项。

2. 能根据本药店现有非处方药品进行推荐。

二、实践器材

1. 模拟药店一间、药品若干。

2. 学生模拟药店营业员、患者。

三、实践指导

(一)问病给药

问病给药是药店提供药学服务的重要方式之一,系指不需医师处方而根据患者所求,由具有一定医药理论水平和实践经验的药学技术人员,凭患者主述病症和问病后售给对症的非处方药,并指导患者合理用药。

(二)问病内容

1. 问病症。

2. 问病前症状。

3. 问病后症状。

4. 必要时须了解的一般内容。

5. 必要时须了解的女性患者的内容。

(三)问病要点

1. 态度　语言通俗,亲切和蔼,热情耐心,让患者感觉到值得信赖。

2. 用语技巧　一般先问感受最明显、容易回答的问题,如"你感到哪里不舒服?",其次询问需要经过思考才能回答的问题,如"你的疼痛在什么情况会减轻或加重?"。

3. 边问边听边思考　在问病的过程中,要边听患者的叙述,边观察患者,并随时分析患者所陈述各种症状间的内在联系,分清主次、辨明因果、抓住重点、深入询问。

(四)示例——感冒

感冒是一种极为常见的呼吸道感染性疾病,不能和流行性感冒(流感)及上呼吸道感染(上感)混为一谈。

1. 病因

(1)病毒:引起感冒的病毒有多种,如鼻病毒、腺病毒、冠状病毒、疱疹病毒、埃可病毒等。

(2)不良的生活习惯:如自身防护不当,不能随季节温差而适时增减衣服,气温骤降;夏天近距离用电扇或空调温度过低。不良饮食习惯,如喜食盐味重的饮食,使口腔内唾液溶菌酶减少。小儿偏食,使维生素 A 及维生素 C 缺乏,呼吸道防御屏障削弱。以上不良生活习惯都易使病毒乘机而入引起感冒。

(3)个人体质较弱、精神紧张、过度疲劳、免疫功能下降,或有其他慢性疾病如慢性咽炎、支气管扩张、结缔组织病和慢性肾炎等全身免疫功能低下,都是易引起感冒的因素。

2. 问病要点

(1)发热:普通感冒一般不发热,个别有 37.2℃ 左右的低热。

(2)具体病状:如全身酸痛、咽痛、流涕、鼻塞、打喷嚏。

(3)有无眼红、痒、鼻痒、突发性打喷嚏等情形。患者只有这些症状而无其他感冒症状,则可能为过敏性鼻炎而非感冒。

(4)症状持续时间:一般感冒持续 3～7 天即可痊愈,若超过 7 天仍未缓解反而加重,则可能有并发症发生,建议去医院就医。

(5)有无其他疾病:如高血压、甲亢、糖尿病、青光眼等。

(6)正在服用什么药。

（7）是否咳嗽、有痰，开始咳嗽的时间。

3. 评估 患者有鼻塞、流涕、咽干、身体懒倦、低热，可判断为普通感冒。

4. 给药

（1）西药非处方药：阿司匹林、卡巴匹林钙（素客同）、阿司匹林维生素C泡腾片、对乙酰氨基酚（必理通、泰诺林、百服宁）、布洛芬（芬必得）、贝诺酯（百乐来、扑炎痛）、双水杨酯片、牛磺酸（润宁、泰瑞宁）、阿苯片。

（2）中成药非处方药：患者怕冷，属风寒感冒，可推荐用风寒感冒冲剂、荆防冲剂、感冒清热颗粒、发汗解热丸、感冒疏风片、感冒软胶囊等。

患者发热明显，属风热感冒，可推荐用风热感冒冲剂、桑菊感冒片、银翘解毒片、羚翘解毒片、热炎宁颗粒、清开灵软胶囊等。

患者发热、头晕、胸闷等中暑症状，为暑湿感冒，可推荐用藿香正气软胶囊、广东凉茶等。

5. 何时就医 如患者服用抗感冒药5～7日症状仍不缓解，咳嗽、咳痰加重，胸部憋闷，喉头刺痛，体温达到或超过39℃，可能合并细菌感染而成为肺炎，应立即告知患者去医院就医。

四、实践内容

1. 角色安排

（1）营业员。

（2）患者。

2. 情景：患者为学生，最近学习紧张，过度疲劳，昨天又淋雨，现头痛、嗓子干、全身不舒服，怀疑是感冒，想买抗感冒药。

3. 熟悉模拟药店中的药品。

4. 根据抽签情景认真准备

（1）疾病定义。

（2）主要病症。

（3）问病要点。

（4）给药：①模拟药店中现有西药非处方药的依据；②给模拟药店中现有中成药非处方药的依据。

（5）何时就医。

5. 操作

在此以感冒为例，实际实训时可以替换成任意一种常见疾病，建议此实训可以根据课时灵活安排（至少安排8课时以上）。

五、思考题

在药店的实际工作中服务礼仪主要涉及哪些方面？各有何要点？

附录一 >>>

云南省人民医院药品质量管理制度

一、药品采购质量管理制度

（一）药品采购时应选择已经通过药品经营质量管理规范认证的药品批发企业作为供应商;通过云南省药品集中招标采购网购进药品。供货单位提供有效的证明材料办理首营,包括药品生产企业资质证明:《药品生产许可证》、《药品生产企业工商执照》、《税务登记》;药品合格证明:《GMP证》、《药品批文》、《药品检验合格报告》;药品批发企业资质证明:《药品经营许可证》、《营业执照》、《税务登记》、《GSP证》。

（二）应对供货单位销售人员合法资质进行验证。应索取销售人员身份证复印件和供货企业法人代表签字或盖章的销售人员"授权委托书"。

（三）应有明确的书面质量条款合同或质量保证协议书。

（四）购进药品应索取合法票据(发票、供货清单),并做到票、账、货相符,票据和凭证应按规定保存超过药品有效期一年,但不得少于两年。

（五）购进药品应建立真实完整的药品购进记录,药品购进记录应注明药品通用名称、剂型、规格、生产批号、有效期、生产厂商、供货单位、购进数量、购进价格、购进日期等,记录应保存3年以上。

（六）购进进口药品应同时索取加盖供货单位质量管理机构原印章的《进口药品注册证》或《医药产品注册证》、《进口药品批件》和《进口药品检验报告书》或注明"已抽样"并加盖公章的《进口药品通关单》复印件。购进国家食品药品监督管理局规定批签发的生物制品,应同时索取《生物制品批签发合格证》复印件。

二、药品验收管理制度

（一）医疗机构应对购进药品进行逐批验收;待验收的药品应放在待验区,并在当日内验收完毕。

（二）验收药品应根据有关法律、法规规定,对药品的外观形状、内外包装、标签、说明书及标识逐一进行检查。

1. 药品的包装和所附说明书应有生产企业名称、地址和药品的品名、规格、批准文号、产品批号、生产日期、有效期等。

2. 标签或说明书上应有药品的成分、适应证或功能主治、用法、用量、禁忌、不良反应、注意事项及储藏条件等。

3. 中药饮片及中药材应有包装,并附有质量合格的标志,每件包装上,中药材应标明品名、产地、日期、调出单位;中药饮片外包装应印有或贴有标签,标明品名、规格、产地、生产企业、生产批号、生产日期等。

4. 进口药品:其内外包装的标签应有中文注明的药品名称、主要成分及注册证号,其最小销售单元应有中文说明书。应凭《进口药品注册证》或《医药产品注册证》、《进口药品批件》及《进口药品检验报告书》或《进口药品通关单》验收;进口预防性生物制品、血液制品应有《生物制品进口批件》复印件;进口药材应有《进口药材批件》复印件。

(三)验收合格的药品方可入柜台(货架),并在验收单上签字或盖章,并注明验收合格字样,对货单不符、质量异常、包装不牢固或破损、标志模糊或有其他问题的药品,应不得入柜台(货架)。

三、药品保管储存管理制度

(一)分类管理:在柜(架)药品应分品种按批号分开堆放。口服、注射、外用药品分开存放,易串味药品、中药材、中药饮片以及危险品等应分开存放。

(二)分区管理:根据药品性质及储藏要求分常温、阴凉、冷藏区。设置与其开展的诊疗业务相适应的药房、药库,并根据药品储存要求逐步做到设置常温库(0～30℃)、阴凉库(不高于20℃)、冷库(柜台)(2～10℃);药房、药库相对湿度应保持在45%～75%,药房、药库应配备温湿度检测设备。并认真做好温、湿度记录。发现温、湿度异常,应立即采取措施进行调节。

(三)麻醉药品、精神药品、医疗用毒性药品、医疗用放射性药品等特殊管理的药品应专柜存放,专人上锁保管,专账记录,账物相符。

(四)药房应做好防尘、防潮、防污染及防虫、防鼠等相应的管理工作。

(五)应配备符合要求的底垫、货架及避光、通风等药品储存设施,在库药品应堆放整齐,离地距离不小于10 cm,离墙顶、散热器及墙壁距离不小于30 cm。

四、不合格药品管理制度

(一)不合格药品是指与国家药品标准规定不相符的药品,以下为主要情形:

1. 药品内在质量不符合国家法定质量标准及有关规定。

2. 药品外观质量不符合国家法定质量标准及有关规定。

3. 药品包装、标签及说明书不符合国家有关规定。

(二)购进的药品经验收确认为不合格药品,不得入柜(架)使用,应及时上报当地食品药品监督管理部门处理。

(三)在药品储存、养护、上柜、使用、销售过程中发现过期失效、裂片、破损、霉变,药品所含成分及药品成分含量、药品包装标识等不符合国家规定等不合格药品,应集中存放于不合格区,做好记录,完善相关手续。

(四)不合格药品应按规定进行报损和销毁。

1. 不合格药品的报损、销毁由医疗机构负责人负责,填写不合格药品报损销毁记录。

2. 不合格药品销毁时,应采用焚烧、深埋、毁形等方法处理。

五、特殊药品的购进、验收、储存、保管和使用管理制度

麻醉药品、第一类精神药品、医疗用毒性药品等均为特殊管理药品,应做到以下管理:
药品购进:

（一）特殊药品使用单位应得到药品监督管理部门许可。

（二）购进麻醉、精神药品应持麻醉药品"印鉴卡"和有效证件（身份证），到有特殊药品经营资格的药品批发企业购进特殊药品。

（三）购进药品时应采取银行转账资金，不得现金买卖。公路运输必须有专人负责，缩短在途时间，防止丢失、被盗。

药品验收：

（一）验收应做到货到即验，双人开箱验收，清点验收到最小包装，验收记录双人签字。验收记录应采取专用记录，内容有：日期、凭证号、品名、剂型、规格、单位、数量、产品批号、有效期、生产单位、供货单位、质量情况、验收结论、验收和保管人员签字。验收记录应保存至有效期一年，但不得少于三年。

（二）验收发现缺少、破损的药品应双人清点登记，报单位领导批准并加盖公章后及时向供货单位查询、处理。

药品储存、保管：

（一）必须实行专人负责（双人），专库（柜）加锁（双锁），对进出库药品应建立专用账册，进出逐笔纪录，记录的内容有：日期、凭证号、领用部门、品名、剂型、规格、单位数量、产品批号、有效期、生产单位、发药人、复核人和领用人签字，做到账、物、批号相符。

（二）医疗机构应对麻醉、精神药品按日做消耗统计，处方单独存放，按月汇总，至少保存2年。专用账册的保存应当在药品有效期满后不少于2年。

（三）医疗机构销毁麻醉、精神药品应在县级以上药品监督部门监督下进行，并对销毁的麻醉、精神药品造表详细登记，完善经手人、负责人、院长和监督人员签字手续。

（四）麻醉、精神药品在运输、储存、保管过程中发生丢失或被盗、被抢的及发现骗取或冒领的应立即报告所在地公安、药品和卫生主管部门。

药品的使用：

（一）特殊药品必须凭具备资格的执业医师处方，方可调配使用。

（二）使用麻醉药品注射剂处方一次不超过3日用量，麻醉药品控（缓）释制剂处方一次不超过15日用量，其他剂型的麻醉药品处方一次不超过7日用量；第一类精神药品注射剂处方一日不超过7日用量，其他剂型的第一类精神药品处方一次不超过15日用量；第二类精神药品处方一次不超过7日用量。其他情况用药处方按相关规定执行。

（三）处方的调配人、核对人应当仔细核对麻醉药品处方，签署姓名，并进行登记，对因涂改或超剂量等不符合规定的麻醉药品处方，处方调配人、核对人员应当拒绝发药。

六、质量事故处理报告管理制度

（一）质量事故，是指药品管理使用过程中，因药品质量问题导致危及人体健康的责任事故。质量事故按其性质和后果的严重程度分为：重大事故和一般事故。

（二）重大质量事故

1. 违规购进使用假劣药品，造成严重后果。

2. 未严格执行质量验收制度，造成不合格药品入柜（架）。

3. 使用药品出现差错或其他质量问题，并严重威胁人身安全或已造成医疗事故的。

（三）一般质量事故

1. 违反进货程序购进药品,但未造成严重后果的。

2. 保管、养护不当,致使药品质量发生变化的。

(四)质量事故的报告程序、时限

1. 发生重大质量事故,造成严重后果的,应在 12 小时内上报省食品药品监督管理局等相关部门。

2. 应认真查清事故原因,并在七日内向省食品药品监督管理局等有关部门书面汇报。

3. 一般质量事故应认真查清事故原因,及时处理。

(五)发生事故后,应及时采取必要的控制补救措施。

(六)处理事故时,应坚持事故原因不查清不放过原则,并制定整改防范措施。

七、调剂室药品陈列管理制度

(一)为加强药品质量管理,保证使用药品安全有效,特制定本规定。

(二)陈列药品的货柜(架)应保持清洁和卫生,防止人为污染药品。

(三)应经常检查药品陈列环境和储存条件是否符合规定要求。

(四)应按药品品种、规格、剂型或用途以及储存要求分类整齐陈列摆放和储存,类别标签应放置准确、字迹清晰。

(五)麻醉药品、一类精神药品、医疗用毒性药品等特殊管理药品应按国家有关规定存放。

(六)危险品不得陈列,如因需要必须陈列的,只能陈列代用品或空包装。

(七)发现有质量疑问的药品,不得上架陈列使用。

八、处方及处方调配管理制度

(一)为加强处方的开具、调剂、使用、保存的规范管理,提高处方质量,促进合理用药,保障患者用药安全,根据《药品管理法》《医疗机构管理条例》等有关法律法规制定本规定。

(二)处方必须有注册的执业医师或执业助理医师开具。

(三)医师开具处方、专业人员调剂处方均应当遵循安全、有效、经济的原则,并注意保护患者的隐私权。

(四)处方为开具当日有效。特殊情况下需延长有效期的,由开具处方的医师注明有效期限,但有效期最长不超过 3 日。

(五)处方按规定的格式统一印制。麻醉药品处方、急诊处方、儿童处方、普通处方的印制用纸分别为淡红色、淡黄色、淡绿色、白色。并在处方右上角注明。

(六)处方书写必须符合《处方管理办法》的有关规定。

九、首营企业和首营品种审核管理制度

(一)为加强药品质量监督管理,把好业务经营第一关,防止假、劣药品进入,根据《药品管理法》、《药品管理法实施条例》等有关法律法规,特制定本制度。

(二)首营企业和首营品种的审核必备资料

1. 首营企业:对方必须提供其合法证照复印件并加盖红章,同时签订质量保证协议。经销人员必须提供加盖企业公章和企业法人代表印章或签字的委托授权书及经销人员身份证复印件。

2. 首营药品:必须要求厂方提供加盖单位红色印章的合法证照、药品质量标准、药品批准生产的批件(包括批准文号)、同一批次的检验报告单、包装、说明书等资料。

3. GMP 和 GSP 认证的企业,索取证书的复印件。

(三)从首营企业购进药品或从生产企业购进首营品种,必须严格执行药品购进的有关规定。

注:首营企业——系指首次发生药品供需关系的药品生产或经营企业。

首营品种——系指向某一药品生产企业首次购进的药品,包括药品的新规格、新剂型、新包装。

十、药品质量信息管理制度

(一)为保证药品质量体系的有效运转并提供依据,以不断提高药品质量,根据《药品管理法》、GSP 认证等有关规定制定本规定,以确保药品进、存、销过程中的药品质量信息反馈准确顺畅。

(二)质量信息包括以下内容

1. 国家和行业有关质量政策、法令、法规等。

2. 医药市场的发展动态及新药的市场动态。

3. 经营环节中与质量有关的数据、资料、记录、报表、文件等,包括药品质量,环境质量、服务质量、工作质量等各个方面。

4. 上级质量监督检查发现的与本部门相关的质量信息。

5. 其他的药品质量查询、质量反映及质量投诉。

(三)质量信息的收集必须准确、及时、实用、经济。

(四)建立完善的质量信息反馈系统,对异常、突发的质量信息应以书面形式 24 小时内迅速向省食品药品监督管理局等有关部门反馈,确保质量信息及时顺畅传递和准确有效的利用。

(五)积极配合、相互协调做好质量信息工作,确保药品质量信息做到及时传递、准确反馈。

十一、药品养护管理制度

(一)坚持预防为主的原则,按照药品理化性能和储存条件的规定,结合仓储实际情况,组织好药品的分类,合理存放。

(二)定期进行循环质量养护检查,一般药品每季度一次,近效期、易变质药品增加检查次数,并做好养护检查记录。

(三)做好夏防、冬防和梅雨季节的药品养护工作,确保药品质量。

(四)对于异常原因可能出现问题的药品、易变质药品、已发现质量问题药品的相邻批号药品、储存时间较长的药品,应做有标志或另放。

(五)养护检查中发现质量有问题的药品,应挂黄牌暂停销售。

(六)养护人员应做好温湿度管理工作,特别是针对中药材、中药饮片。根据气候环境变化,采取干燥、除湿等相应的养护措施。

(七)正确使用养护设备,定期检查保养,自觉学习药品业务知识,提高养护技能。

(八)做好养护检查记录。

十二、药品出库复核管理制度

（一）为规范药品出库复核管理工作，确保医疗机构使用的药品符合质量标准，杜绝不合格药品流出，特制定本制度。

（二）在库药品应按先产先出、近期先出、按批号发货的原则出库。如"先产先出"与"近期先出"出现矛盾时，应优先遵循"近期先出"的原则。

（三）库管人员发货完毕后，在发货单上签字，将货交给复核员复核。复核员应按发货清单逐一核对品种、批号，对实物及包装进行质量检查和数量、项目的核对。复核项目应包括：品名、剂型、规格、数量、生产厂商、批号、生产日期、有效期、发货日期等项目，核对完毕后应填写出库复核记录。

（四）出库复核与检查中，复核员如发现以下问题应停止发货，并按规定及时报告处理：

1. 药品包装内有异常响动和液体渗漏。

2. 外包装出现破损、封口不牢、衬垫不实、封条严重损坏等现象。

3. 包装标志模糊不清或脱落。

4. 药品已超出有效期。

（五）下列药品不得出库。

1. 过期失效、霉烂变质、虫蛀、鼠咬及淘汰药品。

2. 内包装破损的药品。

3. 瓶签（标签）脱落、污染、模糊不清的品种。

4. 怀疑有质量变化，未经质量管理部门的明确质量状况的品种。

5. 有退货通知或药监部门通知暂停使用的品种。

附录二 >>>

处方常用英文及其缩写

（一）常用剂型

全名	缩写	中文名	全名	缩写	中文名
solution	Sol	溶液剂	capsule	Caps	胶囊剂
mixture	Mixt	合剂	suppository	Supp	栓剂
injection	Inj	注射剂	unguent	Ung	软膏
syrup	Syr	糖浆剂	oculentum	Ocul	眼膏
tablet	Tab	片剂	decoction	Dec	煎剂
amplue	Amp	安瓿剂	granule	Gran	颗粒剂

（二）时间

全名	缩写	中文名	全名	中文名	全名
每日1次	q. d	隔日1次	q. o. d.	睡前	h. s
每日2次	b. i. d	每2h1次	q. 2 h	饭前	a. c
每日3次	t. i. d	每晨	o. m.	饭后	p. c
每日4次	q. i. d	每晚	o. n.	空腹	a. j

（三）制剂用法

中文名	缩写	中文名	缩写	中文名	缩写
各（各等量）	aa	皮下注射	i. h	国际单位	U
加至	Ad	肌内注射	i. m	克	g
给予标记	d. s	静脉注射	i. v	毫克	mg
混合给予标记	M. D. S	皮内注射	i. d	微克	mg
适量	p. s. p	双眼	Oculis	毫升	ml
立即	st	右眼	O. D	鼻孔	nar
用法	Sig	左眼	O. L	鼻用	nasalis
外用	ext	双耳	Auribus	按医嘱	m. d
口服	p. o	右耳	aur. d	滴注	still
灌肠	p. r	左耳	aur. l	滴	gtt
需要时	p. r. n	用于患部	p. a. a	咽服、吞服	degl
必要时	s. o. s	直肠用	pr. rect	含嗽	garg
老人用	pr. sen	阴道用	pr. vagin	头发用	r. capil
成人用	pr. ad	尿道用	pr. urethr	咽喉用	pr. jug
婴儿用	pr. inf				

附录三 >>>

中药处方

（一）中药饮片处方

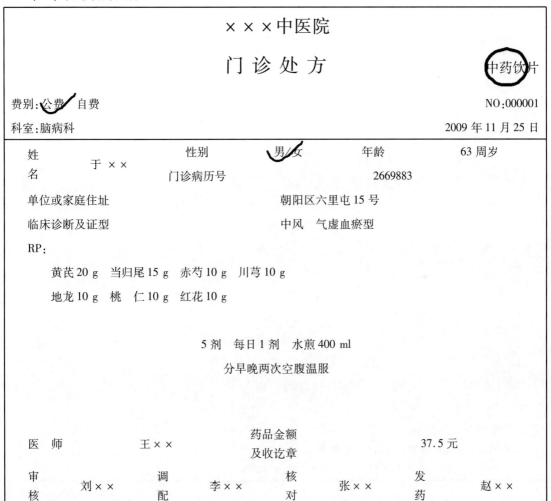

×××中医院

门 诊 处 方

中药饮片

费别:公费 自费　　　　　　　　　　　　　　　　　　NO:000001

科室:脑病科　　　　　　　　　　　　　　　　　2009 年 11 月 25 日

姓名	于××	性别	男/女	年龄	63 周岁
		门诊病历号		2669883	

单位或家庭住址　　　　　　　　　朝阳区六里屯 15 号

临床诊断及证型　　　　　　　　　中风　气虚血瘀型

RP:

　　黄芪20 g　当归尾15 g　赤芍10 g　川芎10 g

　　地龙10 g　桃　仁10 g　红花10 g

　　　　　5 剂　每日 1 剂　水煎 400 ml

　　　　　分早晚两次空腹温服

医 师	王××	药品金额及收讫章		37.5 元	
审核	刘××	调配	李××	核对 张××	发药 赵××

注:1. 本处方 2 日内有效

　　2. 取药时请您当面核对药品名称、规格、数量

　　3. 延长处方用量时间原因:慢性病　老年病　外地　其他

（二）中成药处方

××× 中医院

门 诊 处 方

（普）

费别:公费　自费 ✓

NO:000001

科室:肺病科

2010 年 3 月 25 日

姓名	张××	性别	男/女 ✓	年龄	35 周岁
		门诊病历号	2675458		

单位或家庭住址	北京市东城区幸福三村 18 号
临床诊断及证型	感冒　风热证

Rp:

　　银翘片　　18 片 ×2 袋
　　　　　2 片　3 次/日　口服

医师	周××	药品金额及收讫章	1.8 元

审核	吴××	调配	何××	核对	孙××	发药	郑××

注:1. 本处方 2 日内有效

　2. 取药时请您当面核对药品名称、规格、数量

　3. 延长处方用量时间原因:慢性病　老年病　外地　其他

附录四 >>>

处方范本

（一）内科处方

普通

××市人民医院

No ＊＊＊＊＊＊＊＊

费别:医保[　　]　　农合[　　]　　自费[　　]　　其他[　　]

门诊/住院病历号＊＊＊＊＊＊　　　科室/病区＊＊＊　　　床号＿＊＊＿

姓名＿＿＿＿＊＊＿　　　性别＿＿＊＿　　年龄＿＊＊＿岁 ／ 月 ／ 天

开具时间＿＿＿＿＿＿＊＊＊＿＿＿＿＿年＿＿＊＊＿＿月＿＿＊＊＿日

临床诊断：脑梗死＿＿＿＿＿＿＿＿＿＿＿＿＿＿＿＿＿＿＿＿＿＿＿＿＿＿＿

R：

1. 益脑宁片　　　　　　　0.35 g×48 片×1 盒
   　　　　　　　　　　　Sig:2 片　po　tid

2. 血栓通胶囊　　　　　　0.18 g×20 粒×1 盒
   　　　　　　　　　　　Sig:1 粒　po　tid

医师 ＿＊＊＊＿　　处方金额 ＿＊＊＊.＊＊＿　　审核/核对/发药＿＊＊＊＿　　调配＿＊＊＊＿

自费药品知情同意签名 ＿＿＿＿＿＊＊＊＿＿＿＿＿

(二)外科处方

普通

××市人民医院

No＊＊＊＊＊＊＊＊

费别:医保[　] 农合[　] 自费[　] 其他[　]

门诊/住院病历号＊＊＊＊＊＊ 科室/病区＊＊＊ 床号＿＊＊

姓名＿＿＊＊＊＿ 性别＿＿＊＿ 年龄＿＊＊岁 ／ 月 ／ 天

开具时间＿＿＿＿＿＊＊＊＊＿＿＿年＿＿＊＊月＿＊＊日

临床诊断： 急性阑尾炎

R:

1.5%葡萄糖注射液　　　　500 ml×1 瓶
　　　　　　　　　　　　　Sig:500 ml　ivgtt　Qd

2.5%葡萄糖氯化钠注射液　500 ml×1 瓶
　　　　　　　　　　　　　Sig:500 ml　ivgtt　Qd

3. 头孢噻肟钠针　　　　　3.0 g×3 支
　　　　　　　　　　　　　Sig:9.0 g　ivgtt　Qd

4. 维生素 C 针　　　　　　0.5 g×6 支
　　　　　　　　　　　　　Sig:9.0 g　ivgtt　Qd

医师 ＿＊＊＊＿ 处方金额 ＿＊＊＊.＊＊＿ 审核/核对/发药＿＿＊＊＊＿ 调配＿＊＊＊

自费药品知情同意签名 ＿＿＿＿＿＊＊＊＿

(三)儿科处方

儿科

××市人民医院

处　方　签　　　**No*********

费别:医保[　]　农合[　]　　自费[　]　其他[　]

门诊/住院病历号******　　科室/病区***　　床号__**__

姓名____***____　　性别___女___　年龄____***__岁_／_月_／_天

开具时间_____****_____年___**__月___**__日

临床诊断:　肺炎

R：

1.5%葡萄糖氯化钠注射液　　　　500 ml×1瓶
　　　　　　　　　　　　　　　　Sig:200 ml　ivgtt　Qd

2. 注射用青霉素钠针　　　　160万U×2支
　　　　　　　　　　　　　　Sig:20万U　ivgtt　Bid

3. 细辛脑注射液　　　　　　8 mg×1支
　　　　　　　　　　　　　Sig：6 mg　　ivgtt　Qd

医师 ___***___　　处方金额 ___***.**___　　审核/核对/发药_____****_____　　调配_____***_____

自费药品知情同意签名 _____***_____

（四）急诊科处方

×××市人民医院

处 方 签　　**No********

门诊/住院号_____*******　　科室****　　床号____**

姓名____***　　　性别____*　　年龄____**岁 ／ 月 ／ 天

临床诊断：_肾绞痛_____***_____ 年____**月____**日

R：

1. 阿托品针　　　　　　0.5 mg×1 支

　　　　　　　　　　　　Sig：0.5 mg　im　st

医师_____***　　调剂____***　　校对_____***　　处方金额_____***.**

附录五 >>>

各类处方

（一）普通处方

费别：□公费　□自费　□农合　　医疗证号：　　　　　　　处方编号：
　　　□医保　□其他

姓名：＿＿＿＿＿＿＿　　　　　　　性别：□男　□女　　年龄：＿＿＿＿岁

门诊/住院病历号：＿＿＿＿＿＿＿　　科别（病区/床位号）：＿＿＿＿＿＿＿

临床诊断：＿＿＿＿＿＿＿　　　　　开具日期：＿＿＿＿年＿＿月＿＿日

住址/电话：＿＿＿＿＿＿＿＿＿＿＿＿＿＿＿＿＿＿＿＿＿＿＿＿＿＿＿＿＿

Rp

此处方为白底黑字

医　　师：＿＿＿＿＿＿＿＿　药品金额：＿＿＿＿＿＿＿＿

审核药师：＿＿＿＿＿＿＿＿　调配药师/士：＿＿＿＿＿＿　核对、发药药师：＿＿＿＿＿

（二）急诊处方样式

急　诊

××市人民医院处方笺

费别：□公费　□自费　□农合　　　　医疗证号：　　　　　　　　处方编号：
　　　　□医保　□其他

姓名：＿＿＿＿＿＿＿＿＿　　　　　　　性别：□男　□女　　年龄：＿＿＿＿岁

门诊/住院病历号：＿＿＿＿＿＿＿　　　科别（病区/床位号）：＿＿＿＿＿＿

临床诊断：＿＿＿＿＿＿＿＿＿＿＿　　开具日期：＿＿＿＿年＿＿月＿＿日

住址/电话：＿＿＿＿＿＿＿＿＿＿＿＿＿＿＿＿＿＿＿＿＿＿＿＿＿＿＿＿

Rp

此处方为淡黄色底黑色字

医　　师：＿＿＿＿＿＿＿＿　药品金额：＿＿＿＿＿＿＿

审核药师：＿＿＿＿＿＿＿　调配药师/士：＿＿＿＿＿＿　核对、发药药师：＿＿＿＿＿

（三）儿科处方样式

儿　科

××市人民医院处方笺

费别：□公费　□自费　□农合　　　医疗证号：　　　　　　处方编号：
　　　□医保　□其他

姓名：＿＿＿＿＿＿＿＿　　　　　　　性别：□男　□女　年龄：＿＿＿岁

体重＿＿千克　门诊/住院病历号：＿＿＿＿＿　科别（病区/床位号）：＿＿＿＿＿＿

临床诊断：＿＿＿＿＿＿＿＿＿　　　　开具日期：＿＿＿年＿＿月＿＿日

住址/电话：＿＿＿＿＿＿＿＿＿＿＿＿＿＿＿＿＿＿＿＿＿＿＿＿＿

Rp

此处方为淡绿色底黑色字

医　　师：＿＿＿＿＿＿＿＿　药品金额：＿＿＿＿＿＿＿

审核药师：＿＿＿＿＿＿＿＿　调配药师/士：＿＿＿＿＿＿　核对、发药药师：＿＿＿＿＿

（四）麻醉药品、第一类精神药品处方样式

麻、精一

××市人民医院处方笺

费别：□公费　□自费　□农合　　　医疗证号：　　　　　　　　处方编号：
　　　□医保　□其他

姓名：_____　　　　　　性别：□男　□女　　年龄：_____岁

门诊/住院病历号：_____　　科别（病区/床位号）：_____

临床诊断：_____　　　　　　开具日期：_____年____月____日

住址/电话：_____　　　　　身份证明编号：_____

代办人姓名：_____　　　　身份证明编号：_____

Rp

此处方为淡红色底黑色字

医　　师：_____　　药品金额：_____

审核药师：_____　　调配药师/士：_____　　核对、发药药师：_____

取　药　人：_____　　发出药品批号：_____

（五）第二类精神药品处方样式

精二

费别：□公费　□自费　□农合　　医疗证号：　　　　　　　处方编号：
　　　　□医保　□其他

姓名：_____　　　　　　　性别：□男　□女　年龄：_____岁

门诊/住院病历号：_____　　　科别（病区/床位号）：_____

临床诊断：_____　　　　　开具日期：_____年___月___日

住址/电话：_____

Rp

此处方为白色底黑色字

医　　师：_____　　药品金额：_____

审核药师：_____　　调配药师/士：_____　　核对、发药药师：_____

附录六 >>>

特殊管理药品及非处方药、外用药专有标识

特殊管理药品及非处方药、外用药专用标志

麻醉药品　　精神药品　医疗用毒性药品

放射性药品　外用药品

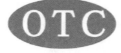 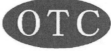

乙类非处方药　甲类非处方药

参考文献

[1] 高　宏.药剂学[M](第2版).北京:人民卫生出版社,2008.
[2] 彭丽红.医院药学概要[M].北京:人民卫生出版社,2008.
[3] 钟明炼.药品市场营销学[M].(第2版).北京:人民卫生出版社,2008.
[4] 寇建民.药事管理学[M](第2版).北京:人民卫生出版社,2008.
[5] 陈明非.药剂学基础[M].北京:人民卫生出版社,2002.
[6] 钟明炼.药品市场学[M].北京:人民卫生出版社,2003.
[7] 史道华.医院药学概要[M].北京:人民卫生出版社,2012.
[8] 张明淑,蔡晓虹.医院药学概要[M].北京:人民卫生出版社,2013.